Docteur Gaston LAURÈS

Médecin de la Marine

Lauréat de la Faculté des Sciences de Toulouse

Lauréat de la Faculté de Médecine et de Pharmacie de Bordeaux

LA

CONFUSION MENTALE CHRONIQUE

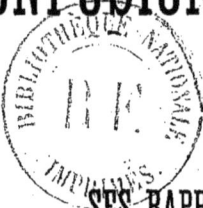

ET

SES RAPPORTS AVEC LA DÉMENCE PRÉCOCE

BORDEAUX

IMPRIMERIE Y. CADORET

17, RUE POQUELIN-MOLIÈRE, 17

1907

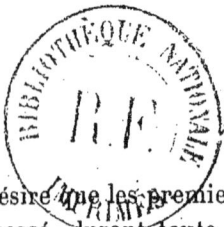

Je désire que les premiers mots de ma thèse soient pour ceux qui n'ont cessé, durant toute leur vie, de me tracer la voie du travail et de l'honneur, et de m'entourer de leur douce sollicitude :

A la mémoire vénérée de mes deux Grands-Pères

LAURÈS et ROCHER

qui, par une existence pleine de probité, un labeur assidu, se sont imposés à l'estime de tous ceux qui les ont connus, et ont su donner en exemple à leur petit-fils la sage intelligence de l'honnête homme.

A MON PÈRE ET A MA MÈRE

dont je ne pourrai jamais reconnaître assez toutes les bontés et tous les sacrifices. Ils m'ont élevé avec un amour si profond, ne négligeant rien de ce qui pouvait m'être agréable, que j'ai pu jouir de la vie en véritable enfant gâté, sans souffrir trop de ses vicissitudes que me voilait leur affection. Je leur offre la dédicace première de mon premier travail, en gage de toute ma filiale et inaltérable gratitude. Je leur dois trop pour m'acquitter un jour envers eux, et toute la tendresse que je leur témoignerai ne pourra égaler celle dont ils ont enveloppé ma jeunesse.

A TOUS MES PARENTS

Je leur suis trop étroitement uni pour oublier jamais leurs douceurs envers moi.

Aux Familles Amies

GAUTHEREAU — LACUBE — PRADIÈS

A mes Camarades

du Corps de Santé des Colonies et de la Marine

et en particulier

aux Docteurs P. ARNÉ, L. HUBER, J. FONQUERNIE

––––––––

A tous ceux qui m'ont témoigné quelque intérêt

A Monsieur le Docteur BERTRAND

Inspecteur général du Service de Santé de la Marine,
Membre correspondant de l'Académie de Médecine,
Officier de la Légion d'honneur,
Officier de l'Instruction publique.

A Monsieur le Docteur JACQUEMIN

Directeur du Service de Santé de la Marine,
Directeur de l'Ecole principale du Service de Santé de la Marine,
Commandeur de la Légion d'honneur,
Officier de l'Instruction publique.

A Monsieur le Docteur BELLOT

Médecin en chef de la Marine,
Sous-Directeur de l'Ecole principale du Service de Santé de la Marine,
Chevalier de la Légion d'honneur.

A Monsieur le Docteur J. ABADIE

Professeur agrégé à la Faculté de Médecine et de Pharmacie
de Bordeaux,
Médecin des Hôpitaux.

Respectueux hommage.

La traditionnelle ordonnance des dédicaces veut que le Président de la thèse occupe la dernière place, la plus rapprochée du début de l'œuvre. Si c'est pour mieux juger de ce poste d'observation l'ensemble du débat, je ne saurais mettre mon exposition sous un regard à la fois plus éclairé et plus bienveillant ; mais, pour être l'ultime hommage, il n'en est certes pas le moins sincère ni le moins affectueux ; et, si je n'avais craint de bouleverser le protocole, c'est sur la couverture même que j'aurais dû inscrire ce nom respecté :

A mon Maître,

Monsieur le Docteur E. RÉGIS

Professeur adjoint à la Faculté de Médecine et de Pharmacie de Bordeaux,
Chargé du cours de clinique des maladies mentales,
Chevalier de la Légion d'honneur,
Officier de l'Instruction publique.

Les mots font défaut à mon faible talent d'écrivain pour rendre justice, à la fois, à l'homme estimé et au professeur aimé, pour décrire le rêve enchanteur où j'ai évolué durant les longs mois que j'ai passés près de lui.

Que louer davantage de sa douce paternité pour le modeste élève que j'ai été, de son affable courtoisie, ou de la lumineuse clarté qu'il projette sur son enseignement?

D'autres, plus autorisés, ont depuis longtemps vanté son éminente érudition ; tous ses auditeurs ont applaudi l'exposition magistrale de ses cliniques, l'attrait de ses critiques au lit du malade, la valeur de son éloquence dans ses causeries. Je veux simplement admirer une fois de plus la direction toute personnelle qu'il a imprimée à la psychiâtrie.

Sur la première page d'un ouvrage espagnol de sa bibliothèque, j'ai lu un jour cet autographe de l'auteur :

« Au grand aliéniste, le plus petit des amateurs de la médecine » mentale ». Je désire ajouter : « Au plus médical des psychiâ- » tres ».

A sa suite, il m'a entraîné, et, avec passion, je me suis adapté à mon nouveau milieu. Il m'a suggéré l'idée de mon travail ; je savais depuis longtemps que c'était une de ses pensées favorites ; mais, en ressentant vivement l'honneur qu'il me faisait en m'en confiant la défense, je me trouvais écrasé par l'ampleur du sujet. Courageusement je me suis mis à l'œuvre. Je lui offre aujourd'hui l'humble résultat de mes études.

Nulle présidence ne pouvait m'être plus sensible, pour me recevoir dans le corps médical : mes remerciements, les plus respectueux et les plus sincères, ne pourront être qu'une faible réponse à son inoubliable bonté.

PRÉFACE

—

Quand le futur docteur n'aspire plus, pour obtenir le diplôme tant désiré, qu'à la pompe de la séance publique qui le consacrera dans son nouveau grade, il se pose souvent une question très délicate à résoudre : « Quel sujet de thèse pourrais-je bien choisir » ?

Son embarras est, en général, de courte durée. Il va trouver un des maîtres de la Faculté, vers lequel le portent ses sympathies, et, dans le vaste répertoire que celui-ci met aimablement à sa disposition, il glane un sujet dont l'habitus extérieur lui paraît séduisant, la réalisation facile et courte.

Il n'en est pas toujours ainsi.

D'autres, les inspirés, — le hasard a souvent des aides — découvrent le thème à effet, le sujet paramédical, ou même la grosse question, inconnue semble-t-il.

Quelques-uns enfin, et je suis de ceux là, ont, dans leurs dernières années d'étude, fait déjà un certain choix dans les multiples branches de l'art médical.

La scission se produit nette entre les expérimentateurs et les cliniciens.

Tel, enfoui dans un laboratoire, penché sur son microscope, plongé dans un bouillon de culture, inoculera cobaye sur cobaye, durant des mois entiers ; tel autre, au contraire, assis auprès de son malade, l'interrogera, l'examinera pendant de longues heures pour tâcher de le connaître dans ses moindres particularités.

Leur besogne sera dure également; cependant, quand ils arriveront avec le résultat de leurs travaux, le premier sera certainement plus remarqué que l'autre. La salle d'hôpital est si vieille, et le microtome si récent.

Et pourtant, alors même que l'expérimentation animale aura résolu, de la façon la plus décisive, semble-t-il, telle ou telle question en litige, l'observation humaine sera là, en dernier ressort, qui, par ses résultats contraires parfois, fera rejeter l'hypothèse scientifiquement contrôlée.

Souvent, à la simplicité de la solution expérimentale, elle opposera la complexité du fait médical, et l'hôpital, ce grand laboratoire, restera encore le meilleur champ d'études.

J'ai eu la bonne fortune de fréquenter des maîtres de l'une et de l'autre branche; je dois reconnaître que, par une attraction toute particulière, l'examen humain m'a définitivement conquis.

D'instinct, j'ai voulu connaître la psychiâtrie; jeune élève encore, cette spécialité me tentait; jeune médecin elle ne pouvait que me séduire.

Les beautés de l'étude fonctionnelle du cerveau humain, physiologique ou pathologique, me furent révélées par un maître que je ne nommerai plus, de crainte de faire, à quelques pages d'intervalle, souffrir encore sa modestie. Mais il me cachait les épines sous de si belles fleurs que je m'avançais, intrépide, dans la voie qu'il m'avait ouverte.

Laissé seul, les pierres de la route m'apparaissaient; et si je suis arrivé à terminer mon œuvre, c'est à ses encouragements que je le dois.

Gaston LAURÈS.

INTRODUCTION

———

Le travail que je présente ici a pour objet l'étude d'une forme de psychose implicitement admise en Psychiâtrie, mais non encore décrite, la *Confusion mentale chronique*.

Je voudrais essayer, dans la première partie de mon étude, de tracer les caractères de cette forme de psychose ; de préciser, dans la seconde partie, ses rapports avec une autre forme de psychose toute voisine, la *Démence précoce.*

Voici du reste le plan détaillé qui me servira de guide et que je compte suivre strictement.

LA

CONFUSION MENTALE CHRONIQUE

ET

SES RAPPORTS AVEC LA DÉMENCE PRÉCOCE

PREMIÈRE PARTIE

Confusion mentale chronique.

CHAPITRE PREMIER

CONFUSION MENTALE

§ 1. Historique. — § 2. Nosologie. — § 3. Terminaison.

§ 1. Historique.

L'historique complet de la confusion mentale a été très souvent exposé ; nous n'avons pas la prétention de le faire complet ; nous désirons simplement en marquer les étapes principales qui pourront nous servir pour notre exposition future.

I. *Auteurs français.*

Pinel (1), en 1809, distingue, dans l'idiotisme, une variété produite par les affections vives et inattendues; il signale même que cet effet se rencontre souvent chez les jeunes filles, surtout au moment des règles.

Etoc-Demazy (2), en 1833, dans sa thèse, en rapporte la cause à une suffusion œdémateuse qu'il aurait trouvée dans un certain nombre d'autopsies; ces deux auteurs rangent donc la confusion mentale, naissante, dans le cadre de l'idiotisme.

Esquirol (3.), en 1833, réunit la confusion mentale à la démence, en raison de son symptôme dominant, la faiblesse de l'activité psychique.

« L'homme, dit-il, dans la démence, a perdu la faculté de percevoir convenablement les objets, d'en saisir les rapports, de les comparer, d'en conserver le souvenir complet; d'où résulte l'impossibilité de raisonner juste ».

Il distingue, entres autres, la démence aiguë (qui est la confusion mentale), et la démence chronique.

Georget (4), en 1820, sépare la démence aiguë du groupe de la démence d'Esquirol. Cette démence aiguë s'appelle la stupidité; c'est un trouble intellectuel qui peut guérir, alors que la démence ne guérit jamais.

Ferrus (5) en 1838, dans ses leçons cliniques à Bicêtre, attire l'attention de ses auditeurs sur les détails de l'état stupide qu'il considère comme la suspension rapide, apyrétique et curable de toutes les fonctions cérébrales.

Son étiologie comprend l'œdème du cerveau ou l'étonnement nerveux.

---

(1) Pinel, *Traité médico-philosophique sur l'aliénation mentale,* Paris, 1808-09.

(2) Etoc-Demazy, *De la stupidité considérée chez les aliénés.* — Recherches faites à Bicêtre et à la Salpétrière, 1833.

(3) Esquirol, *Traité des maladies mentales,* 2 vol. Paris, 1838.

(4) Georget, *Traité de la folie,* 1820.

(5) Ferrus, *Cours sur les maladies mentales (Gaz. des hôp.,* 1838, p. 600).

Baillarger (6), en **1843**, marque une étape de première importance dans cette étude.

Il divise les mélancoliques en trois groupes : a) les mobiles ; b) ceux qui ne disent rien, mais ont de l'activité intérieure de la pensée ; c) les inertes.

Les inertes sont des passifs vis-à-vis des autres groupes et cette passivité est le premier symptôme de la stupidité. Les stupides ne sont donc pour lui que des inertes poussés au maximum.

C'est dans ce troisième groupe qu'il classe la mélancolie avec stupeur, forme qu'il considère, par suite, comme le premier terme de la stupidité ; il se base pour sa classification, sur ce fait que, derrière l'apparente suspension de la pensée, il existe un délire hallucinatoire très actif, de nature mélancolique.

Il décrit magistralement cette forme et paraît supprimer l'entité de la stupidité ; mais, si l'on considère bien ce qu'il a voulu dire, on s'aperçoit qu'il n'englobe pas toute la stupidité dans la mélancolie avec stupeur ; ce sont ses élèves et ses exagérateurs qui l'on fait ; il reconnaît un état plus stupide encore que la mélancolie avec stupeur et le laisse un peu de côté.

Scipion Pinel (7), en **1844**, consacre à cette stupidité un paragraphe sous le titre de stupeur, et en rapporte plusieurs observations.

Brierre de Boismont (8), en **1849**, sépare de la stupidité une forme qu'il décrit sous le nom de démence aiguë ; pour la stupidité même, il ne partage pas l'opinion de Baillarger ; il la décrit à part, séparant ainsi nettement la démence aiguë, la stupidité, la mélancolie avec stupeur.

Delasiauve (9), en **1851**, est un des plus grands noms de cet historique. Adversaire de Baillarger sur ce sujet, il accepte cependant l'existence de la lypémanie, mais lui reconnaît diffi-

---

(6) Baillarger, *De l'état désigné chez les aliénés sous le nom de stupidité*, 1843.

(7) Scipion Pinel, *Traité de pathologie cérébrale*, 1844, p. 228 et suiv.

(8) Brierre de Boismont, Bibliothèque du médecin praticien, *Maladies mentales*, IX, 1849.

(9) Delasiauve, Du diagnostic différentiel de la lypémanie, *Annales médico-psychol.*, III, 1851.

cilement et à regret une forme avec stupeur (mélancolie avec stupeur) ; la stupeur, pour lui, se sépare totalement de la mélancolie et comprend surtout la stupidité proprement-dite qu'il définit : « Une torpeur intellectuelle, une absence plus ou moins absolue d'idées », etc. C'est bien là la confusion mentale. Cette stupidité n'a aucun lien commun avec la mélancolie avec stupeur qu'il nie presque. Il parle longuement de l'entité stupidité ; il y fait entrer en particulier la folie puerpérale, et d'autres similaires ; à côté de la stupidité il place le délire aigu qu'il n'en différencie pas très nettement. Il étend ainsi considérablement le cadre de la stupidité, qui est alors véritablement notre confusion mentale actuelle, par l'annexion de folies étudiées à part auparavant, et dont on n'avait pas reconnu les connexions.

La stupidité paraissait imposée au monde scientifique, et cependant elle disparaît, englobée, évanouie, délaissée, dans la révolution produite par la conception nouvelle de la dégénérescence qui se fait jour vers cette époque.

Morel (10), de 1853 à 1860, admet bien la stupeur, mais non comme entité ; il parle vaguement d'une stupeur primitive, modification accidentelle de la fonction nerveuse et d'une stupeur secondaire, venant accessoirement compliquer d'autres maladies, mais c'est tout.

A. Foville fils (11), en 1872, sépare nettement, plus nettement encore que Delasiauve, la stupidité en deux états dissemblables : dans l'un il y a hallucination terrifiante, c'est la mélancolie avec stupeur ; dans l'autre suspension totale de l'intelligence, sans délire ni hallucination, c'est la stupeur ou stupidité simplement.

A côté de cette dernière forme il en admet une autre, moins bien définie, où il n'y a qu'incohérence.

Il avait bien reconnu la forme délirante et la forme non délirante, mais il a donné à la première le nom de mélancolie avec stupeur, forme morbide qui en est bien différente.

---

(10) Morel, *Etudes cliniques sur les maladies mentales,* 2 vol. (1851-1853), II ; *Traité des maladies mentales,* 1860.

(11) A. Foville fils, article : *Démence* du Nouveau dictionnaire de médecine et de chirurgie pratiques, XI, 1872.

Dagonet (12), en 1876, donne véritablement droit de cité à la stupidité; nettement il la retranche de la lypémanie. Le premier il prononce le nom de rêve à son sujet; il dit en effet que la vie intellectuelle des stupides n'est qu'un rêve. Il énonce deux formes de stupidité, l'une avec délire, l'autre sans délire.

Ball (13), en 1881, introduit le nouveau nom de torpeur cérébrale. Il décrit sous ce terme l'état spécial d'engourdissement de l'esprit, consécutif à des causes extrêmement diverses.

Régis (14), dans un article paru dans l'*Encéphale* en 1881, attire l'attention sur l'obtusion intellectuelle que présente le délirant post-typhique; il insiste sur les distinctions que l'on doit établir entre cet état de pseudo-démence et celui de démence vraie.

En 1892, dans la deuxième édition de son *Manuel de médecine mentale*, il consacre un paragraphe à la description de cet état mental post-typhique.

Chaslin (15) opère la rénovation de l'ancienne stupidité, disparue de la nomenclature française et passée en Allemagne.

En 1892, il propose la dénomination de Confusion mentale primitive, et fait remarquer qu'il y en a de secondaires; d'autres symptomatiques, liées à des maladies organiques; d'autres enfin épisodiques simplement, et ne constituant qu'un accessoire.

Cette confusion fait primitivement le fond de la symptomatologie mentale, qu'il y ait des hallucinations, du délire, ou, au contraire, qu'elle soit seule en scène.

La confusion est un symptôme qui, lorsqu'il est primitif, peut servir à caractériser par sa prédominance une forme d'aliénation mentale.

---

(12) Dagonet, *Nouveau traité élémentaire et pratique des maladies mentales*, Paris, 1876.

(13) Ball, *De la torpeur cérébrale. L'Encéphale*, 1881, p. 369.

(14) Régis, Psychose consécutive à la fièvre typhoïde. *L'Encéphale*, 1881, p. 457. — *Manuel pratique de méd. ment.*, 2ᵉ édit., 1892.

(15) Chaslin, La confusion mentale primitive. *Annales médic.-psych.*, sept-oct. 1892. — La confusion mentale primitive. Paris, 1895.

En 1895, il fait paraître son ouvrage sur la confusion mentale primitive. Il y expose qu'il a retrouvé dans la psychiâtrie allemande les deux types de stupidité décrits par Delasiauve et Dagonet ; le second, que ces auteurs avaient nettement séparé de la lypémanie, s'y trouve sous le nom d'Amentia, de Verwirtheit ; il rend honneur aux premiers qui ont décrit en France cette confusion mentale.

Charpentier (16), entre temps, avait décrit en 1892, sous le titre de confusion mentale, un symptôme caractérisé par de la perturbation dans les idées ; mais le sujet gardait la conscience de ce désordre. Ce n'est plus la confusion mentale entité, ce n'est que le symptôme confusion étudié en général, et s'appropriant plus particulièrement à la neurasthénie.

Régis et *Chevalier-Lavaure* (17), en 1893, dans leur remarquable rapport, décrivent cette affection dans ses connexions avec les auto-intoxications.

A partir de cette époque, les travaux se multiplient, et il n'entre pas dans le cadre de notre historique, destiné simplement à marquer les grandes étapes, de les citer tous.

Nous ne saurions toutefois passer sous silence les auteurs suivants :

La thèse d'*Hannion* (18) (1894) est consacrée à la confusion mentale.

Séglas (19) (1895), dans ses leçons cliniques, auxquelles nous ferons de nombreux emprunts dans le cours de notre travail, s'est beaucoup occupé de la question ; de même dans ses articles (1897).

---

(16) Charpentier, La confusion mentale. *Rev. gén. de clinique et de thérapeutique,* n. 35, 1892.

(17) Régis et Chevalier-Lavaure, Des auto-intoxications dans les maladies mentales. Congrès de La Rochelle, 1893.

(18) Hannion, *De la confusion mentale* (Thèse de Paris, 1894).

(19) Séglas, Leçons cliniques sur les maladies mentales et nerveuses (Salpêtrière, 1887-1894), recueillies par le Dr Meige, 1895. — La confusion mentale (*Presse méd.,* 1897, n° 22, 17 mars-1er mai) (*Arch. de neurol.,* février 1898).

Marandon de Montyel (20) (1897 et 1905) a publié une série d'articles très intéressants sur le sujet.

Régis (21) (1899), dans un mémoire sur les psychoses par auto-intoxication, a nettement tranché la question de l'étiologie de la confusion mentale.

II. *Auteurs allemands.*

Nous n'avons pas ici non plus la prétention de les citer tous. Nous noterons simplement les plus marquants parmi les plus modernes.

Kahlbaum (22) (1874) aurait été le premier à entrevoir cette forme clinique, lorsqu'il donna la description de sa catatonie. Cette façon de voir, qui est celle de Wille, est critiquée par Séglas et Chaslin dans leur article « Catatonie » des *Arch. de neurol.* (1888).

Westphall (23) (1878) donne des travaux sérieux sur la question. Il sépare la Verrücktheit, ou délire systématisé, de la mélancolie, ce qui est un premier point acquis pour la psychiatrie. A côté du délire systématisé chronique ainsi séparé, il décrit brièvement une folie aiguë ayant pour début des hallucinations multiples greffées sur un fond confusionnel.

Merklin (24) (1879), dans sa thèse, place aussi à côté du délire chronique ou paranoia, comme variété, une forme aiguë de pronostic si favorable qu'on pourrait bien la détacher.

Meynert (25) (1881) décrit une confusion soudaine avec aphasie et amnésie, qu'il attribue à une encéphalite.

---

(20) Marandon de Montyel, La confusion mentale primitive et secondaire (*Gaz. des hôp.*, n° 136, 138, 140, nov. et déc. 1897). — Confusion mentale (Analysé *in Arch. de neurol.*, avril 1905).

(21) Régis, Les psychoses par auto-intoxication (*Arch. de neurol.*, 1899, p. 309).

(22) Kahlbaum, Die Katatonie oder das Spannüngs Irresein. Berlin, 1874.

(23) Westphall, Ueber die Verrucktheit (*Allg. Z. f. Psych.*, XXXIV, 1878, p. 252).

(24) Merklin, Studien ueber die primare Verrücktheit. I. D. Dorpat. 1879.

(25) Meynert, Die aculen hallucinatorischen Formen des Wahnsinns und ihre Verlauf. *Jarhb. f. Psch.*, II, 1881, p. 181.

Wille (**26**) (**1888**) donne une excellente description. Il sépare nettement la confusion mentale de la manie, de la mélancolie et même de la paranoia aiguë. La démence aiguë, très voisine de la confusion, doit en être retranchée, mais beaucoup de délires aigus ne sont autres que des confusions mentales, et les différentes psychoses s'accompagnent souvent d'épisodes de confusion mentale secondaire.

Serbski (**27**) (**1892**) distingue également d'une part la paranoia aiguë, d'autre part la confusion mentale aiguë, qui sont toutes les deux deux formes de psychose aiguë. La démence aiguë en est distincte, mais le but de son article est la séparation des deux premières.

— Après lui, les divers traités allemands la décrivent avec plus ou moins de restriction ou d'expansion, entre autres Kræpelin dans ses troisième et quatrième éditions.

En résumé, à cette époque (1895), on a, en Allemagne, sous ces deux noms différents (démence aiguë, confusion aiguë ou plus exactement amentia), les deux variétés principales entrevues par Delasiauve.

III. *Auteurs anglais et italiens.*

Les premiers, de peu d'importance en la matière, étudient séparément la folie consécutive aux fièvres, la stupeur, la démence aiguë, la confusion mentale.

Weber, en 1865 (**28**), tente une bonne description de la confusion mentale.

Les seconds, ne font que refléter les auteurs allemands.

Il nous faut citer :

---

(26) Wille, Die Lehre der Verwirrtheit (*Arch. f. Psch.*, XIX, 1888, p. 328).

(27) Serbski, Ueber die acuten Formen von Amentia und Paranoia (*Allg. Z. f. Psych.*, XLVIII, 1892, p. 328).

(28) Weber, On delirium of acute Insanity during the decline of acute diseases especially the delirium of collapse (*Medico-chirurg. Transactions*, London, 1865, vol. XLVIII, p. 135).

Del Greco (29), qui, en 1892, a publié un long article sur le délire sensoriel. Il le sépare de la manie et de la mélancolie, mais non de la paranoia. Etudiant en effet les rapports de ce délire avec cette psychose, il déclare que malgré l'immense variété de formes cliniques qui vont du délire sensoriel le plus aigu à la paranoia la plus chronique et la plus systématisée, elles doivent toutes rentrer dans la paranoia.

§ 2. Nosologie.

Nous avons volontairement omis, dans l'historique, de donner un aperçu de l'état actuel de la question.

Nous ne saurions mieux, en effet, apprécier la nosologie de la confusion mentale qu'en recherchant les opinions diverses exprimées à son sujet dans les Traités classiques de médecine mentale.

En dehors de la personnalité de son auteur, un article de ces ouvrages est toujours le reflet de l'opinion générale du moment où il est écrit.

Dans le Traité de médecine mentale publié sous la direction de G. Ballet, Anglade (1) s'exprime en ces termes :

« La confusion mentale est un syndrome, qui, d'ordinaire, se développe primitivement sous l'influence des intoxications et des infections (confusion mentale primitive), mais qui peut aussi compliquer, à titre de manifestation secondaire et associée, d'autres affections mentales (manie, épilepsie, délire alcoolique, affections cérébrales organiques)... Elle se caractérise essentiellement par la confusion des idées qui peut aller jusqu'à l'état de stupidité, par l'impossibilité de coordonner ces dernières, et aussi d'associer les sensations de façon à réaliser une perception correcte et nette du monde extérieur; accessoire-

---

(29) Del Greco, Il deliro sensoriale in rapporto alle diverse forme di paranoia (*Man. mod.*, 1892, anno VIII, n. 23).

(1) Anglade, *Traité de pathologie mentale* de G. Ballet. Paris, 1903. Art. « *Confusion mentale* ».

ment, sur ce fond constant d'impuissance cérébrale et de dissociation des idées, se développent d'autres troubles (réactions
physiques, manifestations délirantes et hallucinatoires) dont la
physionomie variable concourt à imprimer à la symptomatologie de la confusion mentale des aspects bien différents les uns
des autres ».

« Le confusionnel, ajoute-t-il, n'est à nos yeux ni un vésanique pur, ni un malade chez lequel il y aurait simple intoxication ou simple épuisement du cerveau : son affection tient à la
fois de la psycho-névrose et de l'infection cérébrale ».

Dans le traité de médecine de Charcot et Bouchard, G. Ballet (2), qui a écrit l'article confusion mentale, dit :

« C'est plutôt un syndrome qu'une entité nosologique. Envisagée comme syndrome, elle se montre à titre épisodique au
cours des différentes maladies générales et d'un grand nombre
de maladies mentales ».

Krafft-Ebing (3), à son tour, s'exprime ainsi à propos de la
stupidité, ou démence primaire curable, qu'il considère comme
une entité, une psycho-névrose :

« La difficulté dans l'accomplissement des fonctions psychiques allant jusqu'à leur suppression, et l'absence simultané-
ment de toute sensibilité morale, tels sont les symptômes clinico-
psychologiques de cette psycho-névrose.

» Comme complications peuvent survenir : la stupeur, des
anomalies de l'innervation vaso-motrice (crampe vasculaire,
paralysie vasculaire), des troubles de l'innervation motrice
(catatoniques), des états d'excitation psycho-motrice épisodiques, de même que des hallucinations. L'entrée de ces dernières
en scène (delusional stupor) forme des transitions cliniques
vers la monomanie ».

Tous les auteurs modernes reconnaissent d'ailleurs qu'elle
peut se rencontrer, soit seule, sans aucune association de

---

(2) G. Ballet, *Traité de médecine Charcot et Bouchard*, 2ᶜ édit., 1902, art. *Confusion mentale*.

(3) Krafft-Ebing, *Traité clinique de psychiatrie*, 5ᵉ édit. Paris, 1897.

troubles délirants (ils passent sous silence le délire onirique si spécial à l'affection), soit comme syndrome concomitant dans le cours d'autres affections mentales.

Mais les divergences commencent lorsqu'il s'agit de classer ces diverses manières d'être de la confusion mentale, de déterminer sa personnalité propre, et dans quel cas elle existe.

Kræpelin (4), Rogues de Fursac (5) qui s'en inspire largement, Tanzi (6) qui ne fait que refléter la classification de Kræpelin, Weygandt (7), émettent des opinions similaires, et, sous le nom d'Amentia, considèrent la confusion mentale au moins comme un syndrome.

Chaslin (8) en donne cette définition :

« La confusion mentale primitive idiopathique est une affection, ordinairement aiguë, consécutive à l'action d'une cause ordinairement appréciable, en général une infection, qui se caractérise par des phénomènes somatiques de dénutrition et des phénomènes mentaux ; le fond essentiel de ceux-ci, résultat premier de l'état somatique, est constitué par une forme d'affaiblissement et de dissociation intellectuelle, confusion intellectuelle, confusion mentale, qui peut être accompagnée ou non de délires, d'hallucinations, d'agitation, ou au contraire d'inertie motrice, avec ou sans variations marquées de l'état émotionnel ».

Régis (9) enfin range la confusion mentale dans les psychoses généralisées. Elle s'oppose à la fois à la manie et à la mélancolie où l'activité générale est représentée par de l'excitation pour la première, de la dépression pour la seconde, alors que cette même activité générale se traduit par de la torpeur dans la confusion mentale.

---

(4) Kræpelin, *Psychiâtrie*, 7e édit , Leipzig, 1904.

(5) Rogues de Fursac, *Manuel de psychiâtrie*, 2e édil., Paris, 1905.

(6) Tanzi, *Trattato delle malattie mentali*, Milano, 1905.

(7) Weygandt, *Atlas Manuel de psychiâtrie*, édition française par J. Roubinovitch, Paris, 1904.

(8) Chaslin, *La confusion mentale primitive*, Paris, 1895.

(9) Régis, *Précis de psychiâtrie*, 3e édit., Paris, 1906.

« La confusion mentale, dit-il, est une psychose généralisée, caractérisée par une torpeur, un engourdissement toxique de l'activité psychique supérieure, poussé parfois jusqu'à la suspension, accompagné ou non d'automatisme onirique délirant, avec réaction adéquate de l'activité générale et des diverses fonctions de l'organisme ».

Ce qui ressort le plus clairement de ces opinions, différentes par la forme plus que par le fond, c'est que la confusion mentale a des rapports très nets avec toutes les intoxications ou infections.

Elle en est le trouble mental ordinaire. Un sujet infecté (fièvre typhoïde, par exemple), exo-intoxiqué (alcoolisme) ou auto-intoxiqué, sera le plus souvent, s'il présente des accidents mentaux, un confus.

Mais les opinions divergent quand il faut considérer la confusion mentale comme une entité, un syndrome ou un symptôme.

Les auteurs paraissent cependant se ranger à l'idée d'un syndrome. Ils reconnaissent, en effet, que s'il est des cas où la confusion mentale est épisodique, ne fait que marquer son passage au cours d'une autre affection mentale, il en est d'autres, et très nombreux, où elle constitue essentiellement le trouble mental. Si quelquefois elle n'est que symptomatique, d'autres fois elle a tous les caractères d'un syndrome.

Il ne reste donc plus qu'une chicane de mots entre le terme entité et celui de syndrome. Qu'importe que la confusion mentale soit l'un ou l'autre; la querelle est trop futile pour nous attarder. On objecte que les limites ne sont pas assez nettes, mais en médecine mentale quelle est l'entité nosologique qui n'a pas été démolie, puis reconstituée?

Quelles sont, par exemple, les limites de la paranoia en Allemagne? On retranche, on ajoute selon les auteurs, mais ce qui ne varie pas c'est l'aspect clinique.

On commence bien à discuter l'existence de la manie et de la mélancolie.

Morel (10), comme on le sait, n'admet pas la manie, ni la

---

(10) Morel, *Traité des maladies mentales* (1860).

mélancolie, comme forme essentielle: il ne veut entendre par là qu'un symptôme d'excitation et de dépression. On peut de même, dans ces conditions, considérer la confusion mentale comme un symptôme de torpeur.

En Allemagne, Kræpelin (11), dont Deny s'est fait le défenseur en France, n'admet la manie que comme stade de la folie maniaque dépressive. La mélancolie n'a de vie propre qu'en tant que psychose d'évolution présénile.

Quoi qu'il en soit, entité ou syndrome, la confusion mentale existe.

Elle est nettement différenciée des autres psychoses, des dégénérescences et des démences.

Chaslin reconnaît : 1° une confusion mentale primitive idiopathique ;

2° Une confusion mentale primitive symptomatique.

A côté et moins importantes :

3° Des confusions mentales secondaires, symptomatiques ou peut-être idiopathiques ;

4° Si l'on veut, la confusion mentale épisodique qui se montre avec tous ses caractères au cours d'une forme quelconque d'aliénation mentale.

Ceci dit pour établir que nous nous occuperons désormais surtout de la confusion mentale primitive idiopathique.

Cette confusion mentale primitive idiopathique, à son tour, se divise ; mais les formes sont très artificielles et faites bien plus pour en permettre une description facile que pour exprimer nettement des différences entre elles.

C'est ainsi que Chaslin (12) distingue :

1° Une confusion mentale primitive suraiguë ou délire de collapsus ;

2° Une confusion mentale primitive profonde ou démence aiguë avec ses deux variétés : agitée et stuporeuse ;

3° Une forme typhoïde ou méningitique ;

---

(11) Kræpelin, *Psychiâtrie*, 7e édit., Leipzig (1904).
(12) Chaslin, *La confusion mentale primitive*, Paris, 1905.

4° Une confusion mentale complète d'intensité moyenne ;

5° Une confusion mentale légère (stupidité légère de Dela-siauve).

Régis (13), de son côté, décrit :

1° Une confusion mentale typique qui peut être simple (asthé-nique) ou délirante (délire onirique) ;

2° Une forme plus aiguë ou confusion mentale aiguë propre-ment dite avec trois variétés : stupide, agitée (confusion men-tale hallucinatoire aiguë), méningitique (délire aigu).

Cette deuxième forme n'est que la première, poussée à un degré d'intensité plus élevé : la forme stupide correspond à la forme simple exagérée ; les deux dernières variétés à la forme délirante plus accusée.

Toutefois il faut remarquer que, tandis que la confusion men-tale typique survient au déclin de l'infection, dans sa forme asthénique (forme d'épuisement), la confusion mentale vraiment aiguë survient au début ou à l'acmé.

§ 3. Terminaison.

Après une marche essentiellement variable, intermittente ou même rémittente, c'est-à-dire à rechutes (Hannion (1) rapporte un exemple de quatre accès mensuels paraissant correspondre à l'époque des règles absentes), après une durée très variable, de quelques jours à quelques mois, la confusion mentale aboutit à un des états suivants :

1° Guérison.

2° Mort.

3° Non guérison.

1° *Guérison*. — Dans les formes les plus légères, elle se pro-duit rapidement, graduellement ; insensiblement le malade fait retour à l'état normal, et cette guérison est complète.

Dans les cas d'intensité moyenne, la guérison se fait plus ou moins attendre ; elle est retardée très souvent par des rechutes.

---

(13) Régis, *Précis de psychiatrie*, 3e édit., Paris, 1906.

(1) Hannion, *De la confusion mentale*, thèse Paris, 1894.

Quelquefois elle est complète, souvent aussi il existe une perte plus ou moins absolue des souvenirs se rattachant à la maladie; parfois même le trouble de la mémoire consiste en une amnésie continue, rétro-antérograde. Ce sont là des reliquats, des séquelles de la confusion mentale; et ces troubles ne sont pas assez importants pour constituer à eux seuls une maladie.

Un sujet sera plus ou moins diminué psychiquement, sans pour cela être un confus mental chronique; ainsi, si le malade de l'observation V n'avait présenté que de l'amnésie, nous n'aurions pu le considérer comme un chronique; mais à côté de son amnésie, il existait de la torpeur cérébrale et d'autres symptômes, sur lesquels nous ne voulons pas insister pour le moment, susceptibles de former un ensemble suffisant de troubles pour constituer une maladie.

Les idées fixes post-oniriques sont d'autres séquelles non moins fréquentes. Ephémères, elles ne sont qu'un reliquat; persistantes, elles peuvent être le point de départ d'un délire paranoiaque, c'est-à-dire d'un délire systématisé secondaire.

Quoi qu'il en soit, et dans beaucoup de cas, la guérison se produit; la confusion mentale est en effet la plus curable des psychoses.

2° *Mort.* — Peut se produire au cours de la maladie, surtout dans les formes les plus aiguës (délire aigu), à la suite d'une exacerbation de l'affection, ou au contraire à la fin, quand le malade est devenu cachectique.

Nous ne parlons pas, bien entendu, des maladies intercurrentes, pulmonaires, cardiaques, rénales, etc., qui peuvent se montrer fréquemment au cours de la confusion mentale, favorisées par le mauvais état des organes éliminateurs chez les intoxiqués. Ce mode de terminaison est rare.

Il est une terminaison signalée par les auteurs, dont la rareté est grande; elle ne nous arrêtera pas. C'est la *démence*, démence d'emblée.

Chaslin (2) dit à ce sujet :

---

(2) Chaslin, *La confusion mentale primitive,* Paris, 1905, p. 104.

« La confusion mentale peut se terminer par la démence, tantôt apathique avec accès de stupeur, tantôt avec excitation, le plus souvent un mélange de ces deux états. D'après un cas que j'ai observé, cette démence présenterait ce caractère que l'incohérence est bien plus accentuée que dans la démence, suite de manie et de mélancolie ; elle porterait encore le cachet de l'état de confusion qui lui a donné naissance ».

3° Le dernier mode de terminaison est la *non guérison*.

Nous consacrons à son étude toute la première partie de notre travail. C'est le passage à la chronicité proprement dite.

De même en effet qu'une manie ou une mélancolie qui ne guérissent pas et dont le malade ne meurt pas devient chronique, de même une confusion mentale évoluera vers la chronicité.

C'est une loi de pathologie générale que toute maladie qui dure et ne guérit pas devient chronique.

CHAPITRE DEUXIÈME

DESCRIPTION DE LA CONFUSION MENTALE CHRONIQUE

§ 1. Son histoire. — § 2. Période de début ou stade de transition. — § 3. Période d'état; sa psychologie. — § 4. Phase terminale. — § 5 et 6. Observations.

§ 1. Histoire de la confusion mentale chronique.

L'histoire de la confusion mentale chronique n'est pas très longue, et, si nous n'avions qu'à énumérer les auteurs qui en ont fait une description détaillée, point ne serait besoin de multiples pages. Mais il nous a paru bon de rechercher, en outre, ceux d'entre eux qui l'avaient esquissée, notée même, ou implicitement admise.

Chaslin (1), en 1895, à propos des terminaisons de la confusion mentale ~~chronique~~, s'exprime en ces termes :

a) « La guérison est quelquefois précédée par une période d'affaiblissement intellectuel qui peut parfois durer longtemps ».

Il a en vue la phase de transition pouvant précéder aussi bien la guérison que la chronicité.

b) « La confusion mentale peut se terminer par une période de confusion chronique, peu accentuée, mais qui peut durer jusqu'à plusieurs années et qui se termine par la guérison. Pour Wille, cette guérison n'est pas complète, l'intégrité de l'intelligence est loin d'être parfaite ».

Chaslin admet ainsi que le plus souvent la confusion mentale chronique guérit.

---

(1) Chaslin, *La confusion mentale primitive,* Paris, 1895, p. 104.

Il nous a paru que cette évolution était rare et que le malade s'acheminait le plus souvent vers la démence incurable.

Séglas (2), dans ses leçons cliniques de la Salpêtrière parues en 1895, dit :

« Il est des confusions mentales qui, comme durée, se prolongent pendant un an et plus..... ».

« Les modes de terminaison sont, d'ailleurs, très variables. C'est d'abord la guérison complète ou incomplète.

D'autres fois, en disparaissant, la confusion mentale laisse persister derrière elle des idées délirantes, tantôt sous la forme d'obsessions conscientes, tantôt sous celle d'idées fixes inconscientes, qui peuvent être l'origine d'un délire systématisé.

« La confusion mentale primitive peut aussi aboutir à un état de démence secondaire chronique. La guérison peut ainsi survenir au bout d'une ou plusieurs années, alors qu'on croirait le malade en démence.

» Enfin, une dernière terminaison est la mort ».

Krafft-Ebing (3) (1897) ne signale pas la confusion mentale chronique.

Gombault (4) (1898), dans sa thèse, au chapitre traitant des rapports de la confusion mentale et des démences vésaniques et organiques, s'exprime ainsi : « La confusion mentale peut persister et évoluer vers la démence par la destruction plus ou moins complète des facultés. Cette démence pourra se produire rapidement comme dans les démences précoces, ou tardivement comme dans les démences vésaniques...

» La confusion n'est pas brusquement remplacée par la démence ; avant d'être détruites, les facultés sont affaiblies et la confusion mentale se retrouve encore dans ces états de transition. Il est difficile de dire que l'une cède la place à l'autre : Chaslin déclare qu'il est difficile d'indiquer les différences entre

---

(2) Séglas, *Leçons cliniques sur les maladies mentales et nerveuses* (Salpêtrière 1887-94), recueillies par le docteur Meige, Paris, 1895.

(3) Krafft-Ebing, *Traité clinique de psychiatrie*, 5ᵉ édit., traduction Laurent, Paris, 1897.

(4) Gombault, *De la confusion mentale,* thèse, Paris, 1898.

la confusion mentale et les démences, précoce, sénile ou organique.

« Dans ces états de transition, la confusion mentale pourra se
compliquer d'idées délirantes. Celles-ci persistent dans l'état de
démence, de plus en plus vagues et incohérentes, parce que les
facultés intellectuelles seront plus ou moins détruites ».

« Quand l'état mental évolue vers la démence, elle se trans-
forme en celle-ci par la destruction progressive des facultés
intellectuelles. Cette démence arrive plus ou moins vite selon
la qualité de la lésion et son étendue. Elle peut même ne pas se
produire et la guérison s'effectuer... ».

« Cet état mental (la confusion mentale) se termine de façons
diverses, par la guérison, le passage à l'état chronique, la mort
ou la démence (comme nous venons de le voir)... ».

« Parfois le trouble intellectuel pourra être accentué jusqu'à
simuler la démence ».

Ballet (5) dans son article de Charcot et Bouchard (1902), dit
à peine quelques mots sur l'éventualité de la chronicité.

Anglade (6), dans son article du traité de G. Ballet (1903), dit
implicitement : « La marche de la confusion mentale est très
variable : tel accès de confusion avec agitation motrice cesse
brusquement comme il avait débuté, après quelques jours ou
quelques semaines ; tel autre, à forme stupide, dure des mois
ou même des années, puis guérit ; quelques-uns prennent des
allures d'une maladie rémittente et périodique, et, après une
longue série d'accès maniaques et de crises de stupidité, aboutissent à la démence ».

Kræpelin (7) (1904), dans son *Traité de psychiâtrie* (diverses
éditions), ne parle pas de la confusion mentale chronique. Dans
son article sur l'amentia, qu'il étudie assez longuement, il décrit

---

(5) Ballet, *Traité de médecine Charcot et Bouchard*, 2ᵉ édit., 1902, chap. *Confusion mentale*, VI.

(6) Anglade, *Traité de pathologie mentale* de G. Ballet. Paris, 1903, art. *Confusion
mentale*.

(7) Kræpelin, *Psychiâtrie*, 7ᵉ édit., Leipzig, 1904.

les symptômes fondamentaux, mais reste muet sur l'évolution ;
le sujet meurt, guérit. Kræpelin ne signale pas la possibilité de
la non guérison.

Weygandt (8) (1904), dans son *Atlas-manuel*, ne s'occupe pas
de l'évolution de la confusion mentale.

Tanzi (9) (1905), dans son traité, passe totalement sous silence
l'amentia chronique. Il dit, simplement : « l'amentia envahit
des individus jeunes, non dégénérés, et après une évolution
rapide, aboutit à la guérison absolue, ou quelquefois, plus rarement, à la mort ».

Rogues de Fursac (10) (1905), de même, ne fait pas allusion
à la confusion mentale chronique. Le malade guérit ou meurt.

Toulouse et *Damaye* (11) (1905), dans leur article, s'expriment
ainsi : « On a l'habitude de donner l'étiquette de déments aux
vieux vésaniques — maniaques, mélancoliques, persécutés, hypocondriaques — qui, après une longue évolution de leur affection, manifestent une incohérence de langage habituelle, des
gestes automatiques, et quelquefois même du gâtisme. C'est
dans le même groupe que l'on range généralement ces individus qui, après une phase plus ou moins longue de confusion
mentale, présentent le complexus qu'on présente sous le nom
de démence précoce ».

Toulouse et Damaye n'ont pas employé le terme de chronique, qui aurait ainsi fait comprendre que ce n'est pas la
démence vésanique qu'il faut comparer à la confusion mentale,
mais la période chronique prédémentielle.

Ils font allusion, dans cet article, à la confusion mentale chronique et signalent enfin la parenté avec la démence précoce,
parenté à laquelle nous avons consacré la seconde partie de
notre thèse.

(8) G. Weygandt, *Atlas-manuel de psychiâtrie,* édit. française par J. Roubinovitch,
Paris, 1904.

(9) E. Tanzi, *Trattato delle malattie mentali,* Milano, 1905.

(10) Rogues de Fursac, *Manuel de psychiâtrie,* 2e édit., Paris, 1905.

(11) Toulouse et Damaye, La démence vésanique est-elle une démence ? (*Revue de
psychiâtrie,* janvier et février 1905).

Joseph Shaw Bolton (**12**), dans une série d'articles parus dans *The journal of mental science* sous le titre « *Amentia and Dementia : a clinico-pathological study* », s'est longuement occupé de la question, en particulier de l'évolution de l'amentia. Du numéro de juillet, nous extrayons les passages suivants ayant trait aux séquelles de la confusion mentale.

La longue traduction, personnelle, que nous en donnons, montrera que cet auteur a fort bien décrit, en la dénommant d'ailleurs démence, la phase chronique de la confusion mentale : « Comme on l'a toujours constaté, dit-il, les séquelles de la confusion mentale sont : la guérison, un état stationnaire de démence, et la démence progressant plus ou moins rapidement jusqu'à ce que mort s'ensuive.

» Dans chaque cas particulier, la séquelle particulière dépend de la cause et de la sévérité du processus pathologique dont la confusion mentale est l'expression psychique.

» *Guérison.* — Il est tout à fait douteux qu'une attaque de folie associée à un état de confusion mentale modérée laisse toujours exactement le patient avec son état mental antérieur, c'est-à-dire en possession de son intacte cérébralité. En fait, une étude des suites des cas intitulés guérisons démontre que, très fréquemment, il reste un certain degré de faiblesse d'esprit, si minime, il est vrai, qu'en pratique le patient est redevenu normal.

» C'est particulièrement le cas des malades qui, possédant des neurones peu solides, les ont brisés, ordinairement à une époque critique de la vie, sous l'influence d'une détresse physique et mentale qui, agissant sur des neurones corticaux normaux, n'y eût amené aucun désordre.

» Dans les cas de confusion mentale produite par action directe des toxines, la guérison est plus souvent complète. Chez tel malade, le processus pathologique se généralise davantage dans le cerveau, et la confusion se trouve de ce fait plus profonde que dans les premiers cas.

---

(12) J.-S. Bolton, Art. *Amentia and dementia. The journal of mental science,* July 1906, p. 486.

» Aussi est-il de pratique courante de trouver, ou guérison sans démence, ou démence très appréciable, après cessation des altérations aiguës des neurones.

» Dans le cas de guérison, cette heureuse issue apparaît vite et ne se fait pas attendre plus que quelques semaines ou mois.

» L'aspect pathologique des altérations aiguës des neurones corticaux, après la crise, ressemble probablement à celui des névrites périphériques sans destruction de fibres nerveuses, après l'accès.

» Occasionnellement toutefois, la guérison n'apparaît qu'après un ou deux ans; ce sont des cas qui paraissent au premier abord sans espoir; on les trouve spécialement dans la confusion mentale accompagnant des excès alcooliques.

» L'expérience conseille alors un pronostic réservé.

» Il est probable que de semblables cas sont analogues aux exemples graves de névrites périphériques où il y a destruction effective des fibres nerveuses, et qui guérissent seulement quand le tissu nerveux a eu le temps de subir une régénération.

» Quand le malade guérit ainsi, on conçoit que la destruction relativement minime des cellules nerveuses corticales a été plus ou moins réparée après une longue période de temps, grâce à leurs ramifications fibrillaires.

» C'est une hypothèse préférable à l'hypothèse alternative, c'est-à-dire celle qui parle de neurones *disponibles* existant en quantité suffisante pour remplacer ceux qui ont été détruits; car, dans ce cas, les fonctions mentales seraient établies à nouveau, il est vrai, mais sur une base de neurones qui, jusqu'à un certain point, feraient *table rase* des souvenirs associés; de plus, la guérison de la confusion mentale prolongée serait beaucoup plus fréquente qu'elle ne l'est.

» *Etat stationnaire de démence.* — C'est une séquelle assez commune. L'état ordinaire de ces malades est un état de démence modérée, et cet état est parfois si minime que ces sujets sont très fréquemment considérés par leurs amis ou même leur médecin comme définitivement guéris.

» On doit toutefois établir une différence entre l'état mental des malades dont la démence s'est développée comme résultat de l'action directe des toxines, et les autres.

» On observe fréquemment que, dans le premier cas, il y a plus de stupeur, d'apathie et de manque d'initiative que chez les autres, qui, souvent, sont pourtant des travailleurs machinaux très utiles. Toutefois, cette distinction n'est pas assez nette pour qu'il y ait lieu de faire une description spéciale de chaque genre.

» Cet état stationnaire de démence est sans doute la conséquence d'une altération plus générale des neurones, apparaissant sous l'influence des toxines, en un mot d'une plus grande dissémination du processus pathologique.

» Ces malades ressemblent aux confus mentaux, quels qu'ils soient, sérieusement atteints, en ce sens que, comme eux, ils sont très fortement enclins à s'orienter vers une démence progressive, issue facilitée par les causes ordinaires (il faut citer en premier lieu la dégénérescence sénile ou présénile des vaisseaux cérébraux).

» Les symptômes les plus communs de la démence stationnaire que l'on observe dans à peu près tous les cas sont les suivants :

» D'ordinaire de la stupeur, de l'apathie, du manque d'initiative et de l'indifférence pour l'entourage; des stéréotypies dans les actes mentaux, une inhabileté à acquérir de nouvelles connaissances, de l'automatisme dans l'accomplissement de celles antérieurement acquises, de la stupidité générale et de l'inhabileté à se corriger, des commencements de stéréotypies de langage, d'actes; finalement tendance à la répétition des actes ordinaires de la vie, montrant souvent ainsi qu'ils ont été accomplis dans l'absence complète d'une volition intelligente.

» On peut citer ainsi l'exemple d'une certaine malade qui, accoutumée dans un asile, où elle se trouvait antérieurement, à aller chercher du charbon le matin, fut trouvée le lendemain de son admission attendant patiemment à la porte du quartier, ayant à la main un seau à eaux sales. Interrogée, elle ne put donner aucune explication; mais il était facile de comprendre qu'elle avait pris l'objet le plus semblable à un seau à charbon qu'elle avait pu trouver, et qu'elle s'était rendue devant une porte correspondant plus ou moins à celle qu'elle avait coutume de franchir pour se rendre au local à charbon.

» *Démence progressive.* — Dans beaucoup de cas de confusion mentale, ce symptôme complexe est l'indication d'une désagrégation cérébrale progressive plus ou moins rapide et d'une déchéance mentale.

» Il est des détails de symptomatologie qui distinguent de tels cas de ceux de confusion mentale présumés susceptibles de guérison; ils sont exposés dans les observations ». —

Régis (**13**), enfin, dans la troisième édition de son *Précis de psychiatrie,* paru en 1906, a fait une description de la confusion mentale chronique. Il a montré très nettement qu'à côté des cas de confusion mentale qui guérissent, il en est d'autres qui se prolongent des mois, des années ; d'autre part, il a attiré l'attention sur l'assimilation qu'il y a lieu de faire entre certains cas de démence précoce et de confusion mentale chronique. —

En résumé, ce qui nous frappe, dans ce bref exposé, c'est que, à quelques exceptions près, les auteurs ont presque totalement négligé l'étude de la période chronique de l'amentia ; quelques-uns même ne l'ont pas citée; c'est pour cette raison que nous avons tenu à en faire une description, bien imparfaite certainement, bien incomplète peut-être, mais qui servira néanmoins, nous l'espérons, à éclaircir un peu certains de ces cas, si intéressants au point de vue pronostic et traitement.

Nous diviserons notre étude en trois parties, artificielles sans doute, mais avec des aspects assez différents, toutefois, pour pouvoir être décrites séparément : stade de début ; période d'état ; phase terminale.

---

(13) Régis, *Précis de psychiatrie,* 3e édit. Paris, 1906.

§ 2. **Période de début ou stade de transition.**

Le stade de transition appartient aussi bien à la période aiguë qu'à la période chronique de la confusion mentale. Une transition doit en effet ne pas avoir de limites nettes, tranchées, un début et une fin brusques ; elle est faite, au contraire, pour lier deux états différents et masquer, pour ainsi dire, le passage de l'un à l'autre.

Malgré cela, et sans discuter l'opportunité de rattacher cette période à la phase aiguë ou à la phase chronique, nous tenons à en dire quelques mots, nous bornant à indiquer les particularités intéressantes de ce passage qui s'étend de la période confusionnelle franchement aiguë jusqu'à la chronicité non douteuse.

Cette partie de la maladie sera donc aussi bien la fin d'une confusion mentale aiguë qui va guérir que le début d'une confusion mentale chronique qui commence.

Le stade de transition est fort important à connaître au point de vue de la pratique courante.

La confusion mentale, en effet, est, sans contredit, la psychose médicale par excellence, puisqu'elle traduit psychiquement toutes les toxi-infections. La famille questionnera fréquemment le médecin pour savoir si le malade va guérir, s'il doit rester longtemps confus, s'il y a menace d'internement dans un asile.

Le mieux sera de s'abstenir de répondre, car le malade se trouve à une phase de sa maladie qui n'est qu'un balancement entre la phase aiguë et la phase chronique ; et, si le plus grand nombre guérit, quelques-uns cependant restent confus. Il est, par suite, tout à fait inutile de donner des espérances trompeuses, ou, au contraire, d'annoncer une prolongation d'un état maladif qui, du jour au lendemain, peut s'améliorer.

Cette prudence est d'autant plus sage qu'il n'existe pas de signe pathognomonique précurseur de la guérison, et que les symptômes de la maladie elle-même sont trop peu précis pour être de quelque utilité dans un pronostic.

Comme nous devons nous y attendre, dans ces conditions, la symptomatologie sera floue, et nous y trouverons des caractères de la confusion mentale aiguë et de la confusion mentale chronique.

Il serait oiseux de décrire tous les symptômes ; nous allons simplement dire un mot de ceux qui sont les plus caractéristiques, nous réservant de donner à la suite une observation typique où l'on se rendra compte des fluctuations entre la guérison et la non-guérison.

Prenons le premier des signes, le plus spécial à la maladie, la *torpeur cérébrale*. Cette torpeur cérébrale, plus ou moins accusée dans la confusion mentale aiguë selon le degré d'intensité que la maladie a présenté, sera légère un jour, plus nette le lendemain. Il faut convenir qu'il sera difficile d'apprécier des différences entre deux états voisins. Si, en effet, à l'aide d'appareils assez compliqués, comme le chronomètre électrique de d'Arsonval, on peut apprécier, au millième de seconde près, les temps de réaction du malade, le retard de son équation personnelle, pratiquement cette recherche est plus difficile. Et d'ailleurs ce retard de l'équation personnelle ne nous fixera pas définitivement. Il y a bien autre chose dans la torpeur cérébrale ; et, en particulier, si le sujet poursuit son rêve, comme cela lui arrive si souvent, comment pourra-t-il répondre à la question qu'on lui pose ? Il faut en effet bien se souvenir que, si son activité psychique supérieure est suspendue, son activité sousconsciente fonctionne.

Malgré le défaut de précision rigoureuse, lorsque cette torpeur cérébrale diminuera très nettement cette diminution sera de bon augure, sans toutefois avoir une valeur absolue, car, quelques jours après le brouillard pourra reparaître plus épais qu'auparavant.

Il en sera de même de la désorientation d'esprit.

Si nous nous occupons de l'état de la *mémoire*, fonction si particulièrement troublée dans la confusion mentale, nous nous apercevons que l'amnésie de fixation de la période aiguë diminue un peu, d'autant plus que le sujet se rapproche davantage de la

guérison. Mais il est beaucoup d'autres exemples où nous trou-
verions une amnésie de fixation persistante, soit seule, soit
associée à l'amnésie rétrograde, pour constituer cette amnésie
particulière, si fréquente à la phase chronique, l'amnésie rétro-
antérograde.

En tous cas, on peut regarder comme un excellent symptôme
le retour de la mémoire du moment, c'est-à-dire la disparition
de l'amnésie antérograde ; mais elle peut, elle aussi, varier selon
les jours. Il persistera le plus souvent, à cette époque, de l'amnésie lacunaire, ou tout au moins crépusculaire, de l'accès aigu.

L'affectivité, la conscience, la mimique n'offrent rien de bien
spécial et ne nous arrêteront pas.

Il n'en est pas de même du *délire*. Nous savons en effet que
le délire onirique, hallucinatoire le plus souvent, délire poly-
gonal si l'on admet le schéma de Grasset, est le délire de l'activité psychique inférieure. Cette activité est, en intensité, inversement proportionnelle à l'activité psychique supérieure ; et,
plus celle-ci diminue, plus la première augmente.

Par suite, le délire onirique est assez spécial à la phase aiguë ;
l'agent causal cessant, il disparaît avec lui.

Malgré cela, on le trouvera, atténué, quelquefois à la période
de transition, et atténué non seulement en qualité, mais en fréquence. C'est ainsi que nous constaterons beaucoup plus de la
rêverie automatique que du délire véritable, et que cette rêverie
automatique ne se montrera souvent qu'à plusieurs jours d'intervalle, sans cause apparente, de plus en plus rare au fur et à
mesure que la guérison approche, de plus en plus changée, et
perdant ses caractères, au fur et à mesure que la chronicité
s'établit. Elle deviendra de moins en moins hallucinatoire,
pourra même disparaître totalement, ce qui n'est pas rare, sans
que, pour cela, le sujet soit près de la fin de son affection.

A la place de cette rêverie automatique, qui est cependant la
plus fréquente, on peut observer un délire à allure parfois
systématisée de persécution et de grandeur, cela surtout quand
la confusion mentale chronique doit présenter du délire systématisé secondaire.

Quant aux *signes physiques,* la céphalée n'existe plus en général; l'insomnie persistante, malgré la somnolence continuelle particulière aux confus, n'est pas rare ; elle peut se montrer irrégulièrement.

L'examen somatique est particulièrement intéressant.

La confusion mentale aiguë traduit en effet un état toxi-infectieux existant au moment même où on la constate ; la confusion mentale chronique implique au contraire la continuation des altérations produites par la toxi-infection disparue.

La période de transition, intermédiaire aux deux, sera, par suite, le moment de la cessation de l'agent causal, et l'examen des urines pourra en particulier donner d'utiles renseignements.

Au cours de cette phase de l'évolution de la maladie, se produira en effet ce que l'on a appelé la débâcle urinaire, caractérisée par l'augmentation du volume de l'urine, la diminution de la densité qui fait retour à la normale, la diminution de la phosphaturie, l'hyperchlorurie, etc.

Cette débâcle urinaire caractérisera la terminaison de l'état aigu.

Cette étude très succincte terminée, nous allons exposer une de nos observations où nous avons observé fort bien ce stade de transition avec ses fluctuations successives et où, pendant fort longtemps, l'on ne pouvait porter un pronostic ferme de guérison ou de chronicité.

OBSERVATION I (personnelle).

Service de l'isolement de M. le professeur RÉGIS, Saint-André, Bordeaux.

Confusion mentale typique ayant effleuré la chronicité. Guérison.

Armandine V..., 16 ans, domestique.

Entrée le 17 août 1905, sortie le 29 janvier 1906.

I. COMMÉMORATIFS. — 1° *Antécédents héréditaires :* Père mort à 34 ans de pneumonie aiguë. N'avait jamais rien présenté de particulier du côté de l'appareil respiratoire. Non alcoolique. N'a jamais eu de maladie avant la pneumonie qui a déterminé sa mort.

Mère actuellement âgée de 56 ans, bien portante. Elle a eu huit enfants : un seul mort à 2 mois 1/2, nous ne savons de quoi ; les autres bien portants.

Rien du côté des ascendants.

Du côté des collatéraux, on note un cousin germain de la mère dont l'intelligence se serait affaiblie, paraît-il, à la suite d'une grande frayeur.

2° Antécédents personnels : N'a jamais été malade. D'une intelligence ordinaire, elle faisait régulièrement et avec goût son service de femme de chambre ou de cuisinière.

Réglée à 14 ans.

3° Histoire de la maladie : En mai 1905, notre malade était en service depuis huit mois, comme cuisinière en second, dans un château de la Touraine.

Avec elle, étaient soit comme valets, soit comme femmes de chambre, cinq personnes de sa famille. C'était d'ailleurs sa tante, depuis onze ans dans la maison, qui l'avait appelée à côté d'elle.

A cette date, mai 1905, notre malade eut des difficultés avec la cuisinière en premier. Bientôt, l'animosité ne fit que s'accroître, et souvent des querelles très vives en étaient le résultat. Bref, elle fut renvoyée de la maison. Toute la famille, criant à l'injustice, se solidarisa avec Armandine et tous quittèrent le château.

Notre malade fut tout d'abord chagrine de ce brusque et général départ qu'elle avait causé ; arrivée chez elle, on l'accusa d'être l'auteur responsable de la perte de cette bonne place où était toute la famille, et sa tante particulièrement ne cessait de l'accabler de reproches.

Sa mère s'en mêla, et, devant ces scènes toujours violentes, son esprit commença à se troubler. Elle quitta sa famille pour venir se placer à Bordeaux.

Elle se loue comme bonne chez une dame anglaise, et c'est durant ce séjour que l'évolution morbide s'effectue.

Cette dame est bientôt obligée de faire appeler la sœur aînée d'Armandine et de lui faire des remontrances sur elle : « Sa jeune sœur, lui dit-elle, devient par moments très désobéissante : tantôt mobile, vive et irritable, tantôt sans mouvement, apathique et nonchalante ; bientôt, elle ne pourra plus la garder ». Si l'on ajoute à ces récriminations que cette dame comprenait à peine le français et que ses ordres tombaient déjà sur une personne qui ne pouvait guère plus les apprécier, on ne sera pas surpris d'apprendre qu'Armandine quitta cette place en juillet 1905, et cela à la suite de certains actes extravagants qu'elle avait commis : contradiction et opposition aux actes mêmes les plus simples. Sa maîtresse lui ordonne d'apporter à table une carafe d'eau. « Je ne veux pas le faire, répond-elle brusquement, brutalement et à plusieurs reprises ».

Cette opposition, manifeste à la moindre remarque, elle la continue chez un laitier. où elle s'est placée ensuite. Elle ne veut pas reconnaître une fois, et malgré l'évidence, qu'il y a trois pièces de cinq francs dans son porte-monnaie et prétend n'en avoir que deux.

Puis, des troubles de l'intelligence et particulièrement de la mémoire commencent à se manifester; ses variations d'humeur augmentent. Excitée, elle rit toute la journée, mais il suffit que sa nouvelle maîtresse lui parle de la mort de son père survenue il y a déjà longtemps pour qu'elle tombe pendant deux jours dans un état de dépression presque absolu. Les hauts et les bas deviennent de plus en plus visibles, et, enfin, en présence d'une phase d'excitation aiguë, on la conduit à l'hôpital le 17 août 1905.

En résumé, et pour expliquer la création et la première évolution de cet état morbide, nous avons : du côté physique, la croissance et peut-être des troubles de la puberté, car nous sommes mal renseignés sur les fonctions pubérales de notre malade durant ces derniers mois.

Du côté psychique, des émotions vives, des chagrins de famille, augmentés par des transplantations successives dans des milieux nouveaux.

II. EXAMEN DIRECT: — 24 septembre 1905 : Il ne nous est permis de voir la malade qu'un peu plus d'un mois après son entrée à l'hôpital; elle est en effet, à ce moment, transeatée au service de l'Isolement femmes.

1° *Psychique :* Du côté psychique, on se trouve en présence de deux états nettement différents : la dépression, l'excitation. Le plus commun a été jusqu'ici la dépression que nous avons pu mieux observer; depuis deux jours pourtant l'excitation semble être devenue la règle.

Dans l'état de dépression, la malade semble tantôt plongée dans l'hébétude et la stupeur la plus complète, tantôt dans un état habituel de distraction, fixant, sans s'occuper de ce qui se passe autour d'elle, une représentation déterminée.

Elle ne reconnaît plus les personnes qui viennent la voir, ni l'endroit où elle se trouve. Cependant, on arrive à réveiller un peu cette intelligence en secouant la malade et en lui posant des questions assez précipitées. Elle peut alors donner son nom et même celui de sa sœur, mais elle retombe aussitôt dans sa somnolence, dans la rêverie automatique où elle se tient presque toujours.

Dans l'état d'agitation, elle donne l'aspect de la manie aiguë. Elle rit, crie, chante, prononce des paroles incompréhensibles, et il faut, pour la tirer un instant de cet état d'excitation, les mêmes procédés que pour la faire revivre un peu pendant sa dépression.

Sa mimique suit assez fidèlement ces deux états, tantôt sans aucune animation, tantôt exprimant la peur et la douleur intenses.

Elle paraît avoir eu du délire; elle s'est levée une fois dans la journée dans l'expression de la plus grande peur, pour aller chercher sous son lit. Au reste, ce qui paraît dominer chez elle l'état psychique, c'est la terreur hallucinatoire; elle paraît voir des objets terrifiants.

Nous devons citer un caractère particulier que nous avons pu observer chez notre malade, c'est la réaction de persévération de Neisser, c'est-à-dire l'intoxication ou l'imprégnation de la pensée par le mot. Par exemple, on lui fait dire le nom de sa sœur : « Laure, répond-elle ». On lui demande quel âge elle a : « Laure, répond-elle encore », etc.

L'intoxication ou imprégnation de la pensée par l'acte existe aussi. On lui fait tirer la langue, et, si on lui pose une autre question, elle refait encore le même mouvement.

2° *Physique :* Quelques symptômes particuliers d'abord, comme la céphalée, très violente au début, et dont elle se plaint parfois encore; sa tête est en effet chaude et brûlante.

Quelques contractures, spasme musculaire, ou plutôt une trémulation généralisée de tout le corps, existant même d'une façon continue pendant certaines phases d'excitation.

Dilatation très grande des pupilles avec une légère inégalité en faveur de la pupille gauche.

Comme symptômes généraux, nous avons à citer : des troubles gastro-intestinaux, état saburral de la langue, constipation opiniâtre, selles fétides ; des troubles circulatoires, rythme du cœur irrégulier, battements plus rapides, cyanose et refroidissement des extrémités, légère hyperthermie.

L'examen des urines, pratiqué le 11 octobre 1905, a signalé : peu d'acide phosphorique, beaucoup de chlorures, traces insensibles d'albumine, nombreuses cellules épithéliales et quelques leucocytes dans le sédiment.

Sommeil mauvais, l'insomnie est presque la règle.

14 novembre 1905 : Il y a longtemps que la malade n'a pas été réglée.

Du côté physique, la céphalée semble avoir disparu ; l'inégalité pupillaire n'existe plus.

La constipation est moins opiniâtre et les selles moins fétides. Pour la cyanose et le refroidissement des extrémités, on les constate certains jours, ils n'apparaissent plus le lendemain. Armandine ne gâte plus comme auparavant.

Du côté psychique, les deux états différents, excitation et dépression, paraissent fondus en un seul état de stupeur sur fond habituel de distraction.

On arrive à la faire un peu parler, en réveillant longuement son attention, mais à ces moments elle regarde toujours dans le vague.

Parfois elle sourit et marmotte entre ses dents des paroles inintelligibles. Elle chante fréquemment dans la journée des chansons sans aucune suite. Un peu d'écholalie.

On constate toujours de la stéréotypie d'attitude, mais considérablement diminuée ; elle prend souvent des poses théâtrales et dramatiques.

27 novembre 1905 : La malade rit à perdre haleine par accès ; c'est presque un rire convulsif ; d'autres moments elle pleure abondam-

ment ; les troubles vaso-moteurs des extrémités, des mains en parti
culier, sont variables suivant les jours, et il semble qu'ils soient plus
marqués les jours où Armandine est le plus plongée dans les nuages.

Quelques attitudes cataleptoïdes provoquées. Elle prête moins
bien attention quand on l'appelle ; sous l'influence de la terreur,
pourtant, on arrive à la faire causer, mais bien peu.

29 novembre 1905 : Armandine est réglée assez abondamment. Les
règles, non douloureuses, durent quatre jours.

18 décembre 1905 : Semble plus éveillée depuis quelques jours ; les
attitudes cataleptoïdes sont très faibles, les troubles vaso-moteurs
inconstants et sans aucune régularité. Elle se lève et reste toute la
journée soit à coudre (elle enfile très bien une aiguille), soit à se
promener. On peut presque entretenir une conversation avec elle,
mais ses idées sont très mobiles, et, à maintes reprises, il faut la tirer
de sa somnolence.

Voici un échantillon de la lettre qu'elle écrit à sa mère fin décembre
1905 :

une vert 30 f Desembre 1095.

Bordeaux le 9

la sa couronne aux rose mangé et santir et tu emov lui prenant su le scheman prient par
par de mou h et pio lit la si bien faire Louise Moinard.

Sœurs Eulal veut moi Eulalie peut pou vours que que je suis et la maitresse avant
sademez qu'elle sache que tout la premiere à qui elle distaure allant et et sa chère.

Raccomode une coco avan parce que et si tel mel pas de et connue avec monsieur
et si son fils veux.

Armandine.

Il est impossible de reproduire par l'impression la disposition irré-
gulière des lignes et les nombreux traits qui encombrent la lettre.

8 janvier 1906 : Depuis quelques jours, les progrès se sont très
notablement accentués.

Physiquement, la malade a complètement changé d'aspect et elle
a très bonne mine, le teint clair et coloré, l'œil vivant et intelligent,
l'attitude naturelle sans aucune singularité d'allures, sans aucun
trouble vaso-moteur.

Pouls précipité toujours à 110.

Sommeil bon, sans rêve ni cauchemar ; la malade est très propre
d'elle-même.

Psychiquement, l'amélioration est également très manifeste. La malade n'est plus visiblement dans l'état de désorientation où elle se trouvait; elle vit maintenant dans son milieu réel; elle se rend compte de ce qui se passe autour d'elle et connaît bien les personnes qui l'entourent; elle répond correctement et raisonnablement aux questions posées.

Au bout d'un certain temps toutefois, la fatigue arrive, le regard devient fixe, vague, l'état d'obnubilation et d'absence reparaît, les réponses deviennent confuses et imprécises.

La malade ne paraît pas avoir actuellement d'idées délirantes, ni d'hallucinations.

Elle est calme, docile, bonne enfant; toutefois les faits ne se gravent pas dans son esprit, et il y a encore chez elle beaucoup d'amnésie de fixation.

Plus de rires sans motifs, plus de stéréotypies.

16 janvier 1906 : Armandine a, depuis quelques jours, plus de réserve et de timidité; elle a retrouvé la confusion et la rougeur de la petite fille.

Elle a écrit deux lettres à sa mère et à sa sœur sans l'aide de personne; pas de fautes dans la date, le mois, l'année. Pas de mots sautés, pas de lettres oubliées; les phrases sont toutes achevées; le style est naturel et affectueux.

En voici un passage :

« Ma chère sœur, Je t'écris ces quelques mots pour te dire que je » suis beaucoup mieux et que je pense m'en aller chez nous ainsi » que Laure sous peu de temps. Tu ne dois pas t'ennuyer à Paris, etc. »

25 janvier 1906 : Le mieux progresse, la malade se souvient du temps et des événements qui ont précédé sa mise à l'hôpital Saint-André. Depuis ce temps jusqu'à la fin du mois de décembre, c'est-à-dire pendant toute la durée de la période aiguë de sa confusion mentale, ses souvenirs sont beaucoup plus vagues, si tant est qu'elle en ait.

Elle est gaie, éveillée, s'intéresse à tout, fait et fait bien les différentes petites choses qu'on lui demande pour le service. Elle est réglée convenablement.

En résumé, au point de vue de la mémoire, pas d'amnésie rétrograde, pas d'amnésie de fixation. Amnésie lacunaire persistante ou plus exactement crépusculaire de la période de sa confusion.

L'état physique est bon.

29 janvier 1906 : Armandine, s'ennuyant beaucoup et étant très impatiente de partir, quitte le service pour se rendre dans sa famille.

Elle ne paraît pas aussi docile qu'autrefois.

Sa susceptibilité semble s'être accrue ; elle chante presque continuellement, ne peut tenir en place.

L'état physique est très bon.

En résumé, la malade quitte le service considérablement améliorée. Mais la rapidité de son amélioration, son impatience de partir, son changement de caractère durant les derniers jours ne peuvent faire pronostiquer la guérison d'une façon certaine.

Le 15 février 1906 : On reçoit une lettre de la sœur d'Armandine nous disant qu'elle est très contente, qu'elle a repris ses anciennes occupations, qu'elle se trouve très bien.

Le 2 mars 1906 : C'est elle-même qui écrit. Elle nous annonce qu'elle est très heureuse, qu'elle se promène et se porte très bien.

Le 3 mai 1906 : Quatre mois après sa sortie, on reçoit une lettre d'Armandine qui annonce qu'elle continue à être en excellente santé. On peut considérer la guérison comme acquise.

Le 29 juin 1906 : Près de six mois après sa sortie, Armandine écrit elle-même et continue à se très bien porter.

En décembre 1906 : Onze mois après sa sortie, Armandine est toujours *complètement rétablie.*

§ 3. Période d'état. Sa psychologie.

La description de la période d'état caractérisera véritablement la période chronique de la confusion mentale.

Ses limites artificielles sont, d'une part, la fin de la période aiguë, d'autre part, le plus souvent, le passage à une démence incurable.

Sa terminaison par la mort, de beaucoup la plus rare, due

neuf fois sur dix, pour ne pas dire toujours, à une maladie intercurrente, ne nous fixe pas davantage sur sa durée.

Cette durée est fort variable, de quelques mois à plusieurs années; il est des sujets qui, après une période relativement courte de confusion mentale chronique, guérissent; d'autres, au contraire, résistent à l'envahissement de la vraie démence et restent stationnaires dans le même état.

Peut-on fixer les cas de confusion mentale qui, devenus chroniques, dureront plus de temps que les autres? Nullement. Toute infection ou toute intoxication pourra causer une psychose confuse; toute confusion pourra passer à l'état chronique. Nous ne voulons pas dire qu'il ne faille des dispositions, que les cerveaux plus faibles ne sombreront pas avant les autres, que certains malades n'auront pas, de par leur état antérieur, plus de chances de voir leurs troubles persister; mais, de là à dire que la confusion mentale post-typhique, par exemple, se prolongera plus longtemps que la confusion mentale post-paludique, il y a loin.

La durée de la maladie dépend surtout du terrain sur lequel la cause évoluera. Donc toute confusion mentale pourra devenir chronique.

Il est évident toutefois que le délire aigu deviendra très rarement chronique. De par son évolution rapide, marchant le plus souvent vers un dénouement fatal, il est peu désigné pour avoir une évolution postérieure torpide; mais les formes confuses typiques, les formes délirantes, stupides et autres variétés, auront mêmes facilités à devenir et à rester chroniques.

Pour étudier la symptomatologie, nous devons nous souvenir de ce fait que, en général, une maladie chronique présente, à peu de choses près, les mêmes symptômes que la maladie aiguë, mais atténués et transformés quelquefois.

De même que la manie ou la mélancolie chroniques ont une symptomatologie différente seulement en intensité des mêmes affections à l'état aigu, de même la confusion mentale chronique présentera des caractères identiques à ceux de la période antérieure.

Nous décrirons tout d'abord les symptômes psychiques, puis les physiques, nous arrêtant parfois peu sur certains d'entre eux. Nous estimons, en effet, que nos observations, mieux qu'une description toujours aride, sont là pour les détails, et qu'une étude séméiologique ainsi faite doit être surtout une étude critique. L'étude psychologique qui suivra ne sera qu'un large complément à notre exposé des symptômes primordiaux.

A. *Symptômes psychiques.*

1° Torpeur cérébrale, hébétude. — Nous savons que la torpeur cérébrale (l'expression est de Ball) est le symptôme fondamental de la confusion mentale aiguë; il en est de même à la période chronique.

Nous savons également que cette torpeur a 3 degrés, artificiels sans doute, mais assez nets cependant : la torpeur légère, l'hébétude, la stupidité ou état de stupeur.

Dans la confusion mentale aiguë, il semble que le sujet soit surtout torpide, ou au contraire stupide, sans que ces deux états bien entendu n'aient rien d'absolu.

L'hébétude forme, à notre avis, le masque des confus mentaux chroniques.

Aussi cette torpeur cérébrale, qui se traduit chez les malades par une somnolence de tous les instants, un demi-sommeil, fugace d'ailleurs, n'est-elle pas la caractéristique d'un confus mental chronique. Une chronicité sérieuse se révèlera plutôt par un aspect extérieur d'idiot, d'abruti.

Cependant, si l'on examine certaines de nos observations, on trouvera peut-être qu'elles ne répondent pas tout à fait à ce type. Il y a en effet des degrés dans l'hébétude.

Certains individus présentent de la torpeur cérébrale très légère, si légère qu'on ne peut la considérer que comme un reliquat chez un sujet guéri, et non comme le symptôme d'une maladie véritable. Pour être un malade, il faut d'autres symptômes que ces vestiges, et quand nous nous trouverons en présence d'un confus mental chronique véritable, son hébétude sera assez grande, pouvant d'ailleurs augmenter d'intensité jusqu'à la stupidité.

C'est un symptôme qui ne fera presque jamais défaut ; il est la base de tous les autres.

Il peut d'ailleurs se faire que, au cours de leur longue maladie, les sujets soient plus ou moins obnubilés certains jours que d'autres, que même ils présentent des rémissions.

On voit ces malades dans les asiles rester, des heures entières, immobiles, paraissant attristés (sans aucun caractère douloureux ou anxieux), puis marcher sans but déterminé.

En les interrogeant, on s'aperçoit de leur obtusion et de leur désorientation. Ils réfléchissent, marmottent, ne comprennent pas, plongés avec indifférence, sans étonnement, dans l'inaction psychique la plus complète, à laquelle ils joignent souvent l'inaction physique la plus absolue.

Ils ne se lèvent plus le matin, restent des heures entières absorbés à des futilités.

La lenteur des opérations est grande ; si on leur demande leur nom, ils mettent très longtemps à répondre ; il faut les secouer ; il peut se faire aussi qu'il n'y ait qu'un simple retard très minime.

Comment pourrait-il d'ailleurs en être autrement de leur activité cérébrale? A la longue, les cellules cérébrales, déjà fortement touchées à la période aiguë, subissent des altérations profondes augmentées encore par leur inaction. C'est un cercle vicieux : plus elles ont été touchées, moins elles peuvent servir ; moins elles servent, plus elles se désagrègent.

Nous comptons revenir, dans notre étude psychologique, sur cette torpeur cérébrale, en particulier en étudiant expérimentalement les troubles de l'attention et les temps de réaction, qui constituent la base des troubles de l'activité intellectuelle.

2° DÉLIRE. — Dans la confusion mentale aiguë, le type du délire est le délire onirique. L'activité automatique sous-consciente prend dans cette affection une telle prépondérance qu'elle domine l'activité psychique supérieure ; aussi le délire onirique existe-t-il presque toujours. Mais un de ses caractères princi-

paux étant de disparaître avec la cause qui lui a donné naissance, nous ne le retrouvons plus à la phase chronique de la
confusion mentale; il s'est totalement modifié et a fait place à
d'autres délires.

La rêverie automatique même, que nous avons signalée à la
phase de transition, fait d'ordinaire défaut, et si, au début de la
psychose chronique qui nous occupe, on peut assister encore à
quelques retours de cette forme de rêverie, c'est uniquement
sous forme de bouffées épisodiques, qui n'impriment à la maladie
aucun caractère spécial; les actes des malades que l'on pourrait
souvent attribuer à cette rêverie ne sont que pur automatisme.

Deux des caractères du délire onirique cependant doivent
attirer notre attention : les hallucinations et surtout les idées
fixes post-oniriques. Les hallucinations sont rares, et, lorsqu'on
les constate, on doit le plus souvent les rattacher, non au délire
onirique précédemment observé, mais au nouveau délire greffé
sur le fond de torpeur cérébrale.

Les idées fixes post-oniriques sont fréquentes et multiples.
On doit à leur égard bien spécifier qu'à elles seules elles ne
peuvent constituer la confusion mentale chronique.

Certains confus mentaux, en effet, guéris — ou plus exactement imparfaitement guéris — de la phase aiguë de leur psychose, présentent des idées fixes post-oniriques (obsessions
conscientes ou idées fixes inconscientes) éphémères. Dans ces
conditions, ces idées fixes ne constituent qu'un reliquat, une
séquelle de la période aiguë.

Contrairement à ces malades, il en est d'autres qui présentent
des idées fixes post-oniriques persistantes (symptôme important
de la chronicité), qui, dans bien des cas, peuvent être le point
de départ d'un délire systématisé secondaire, délire paranoiaque de tous points semblable à celui de la démence précoce
paranoïde.

Ce mode de début du délire systématisé secondaire peut s'établir lentement, et le malade, devenu un délirant systématisé,
ne sera souvent différencié d'un délirant systématisé ordinaire
que par l'histoire de sa maladie.

C'est une vraie transformation en une autre psychopathie, et Régis (1) a suffisamment, au congrès de Marseille en 1899, attiré l'attention sur ce délire systématisé secondaire post-confusionnel, identique aux délires systématisés secondaires de la manie ou de la mélancolie chroniques.

Ce délire, qui affecte le plus souvent la forme de délire de persécution, n'est pas le seul que l'on puisse trouver dans la confusion mentale chronique, mais il est le plus fréquent.

D'autre part, il peut ne pas exister de délire à la période chronique de la confusion mentale, qui est alors simple, et dont l'hébétude constitue le symptôme primordial.

B. Symptômes physiques.

1° Céphalée. — Symptôme de la plus haute importance, très rare dans les folies pures, de règle dans les psychoses toxi-infectieuses, la céphalée, qui traduit la présence de l'agent causal, est le plus souvent absente de la phase chronique où le poison n'exerce plus son action ; on l'y trouve quelquefois, de même qu'on la rencontre comme séquelle dans la guérison, mais à titre de symptôme épisodique.

2° Insomnie. — Plus souvent signalée ; malgré une somnolence assez intense, nos malades ne dorment pas toujours très bien. Toutefois, certains ne se réveillent pas la nuit et dorment posément six heures, huit heures et même plus.

3° Les réflexes tendineux, cutanés, oculaires, la dilatation ou le resserrement, l'égalité ou l'inégalité des pupilles, sont très variables ; le plus souvent il y a exagération des réflexes.

4° Le tremblement est inconstant ; le plus souvent toutefois il existe ; il a les caractères du tremblement sénile ; c'est une trémulation générale, analogue à celle de l'alcoolisme. D'ailleurs il ne faut pas oublier que l'alcoolisme chronique, l'abrutissement alcoolique, n'est que de la confusion mentale chronique,

---

(1) Régis, *Délire systématisé secondaire à la confusion mentale* (Congrès des aliénistes et neurologistes. Marseille, 1899).

et que, dans ces cas en particulier, le tremblement sera très intense.

5° La sensibilité ne subit pas de modification appréciable; elle est plutôt diminuée.

6° Le gatisme, chez nos malades, est un gâtisme psychique; ce n'est pas le gâtisme quotidien du paralytique général arrivé à la dernière période; c'est un gâtisme intermittent, irrégulier, en correspondance avec l'état plus ou moins grand de la torpeur, et ce symptôme pourrait aussi bien avoir sa place parmi les troubles psychiques que parmi les signes physiques.

7° Agitation. — Au milieu de leur hébétude, les confus mentaux chroniques ne sont pas exempts d'agitation; il leur arrive au contraire souvent, comme aux déments d'ailleurs, de subir les conditions atmosphériques (temps d'orage), les conditions du milieu (querelles avec des voisins), d'autres conditions inconnues, et de s'agiter. Cette agitation variera depuis l'agitation simple, vite calmée, jusqu'à l'impulsion et aux fugues, plus fréquentes qu'on ne le pense.

8° Troubles des divers organes fréquents, en particulier les troubles gastro-intestinaux, l'amaigrissement, la dénutrition; on devra même les surveiller étroitement, car ils sont capables de prolonger, par les auto-intoxications qu'ils produisent, un état préjudiciable à la guérison.

9° Fièvre. — Le confus chronique qui pendant sa phase aiguë a souvent eu de la fièvre, sera le plus fréquemment apyrétique, à moins de complication intercurrente, souvent même hypotherme.

10° Urines. — A la phase chronique, le volume, primitivement diminué, redevenu normal, tend à baisser à nouveau et à se maintenir tel.

La densité est légèrement élevée.

L'urée et les phosphates sont inconstants, tantôt au-dessus, tantôt au-dessous de la normale.

Les chlorures plutôt augmentés.

L'albumine se trouvera par intermittence et ne sera pas rare; sa quantité, variable, sera en tous cas très minime.

11° Quant à l'examen HÉMATOLOGIQUE, nous le donnons après chacune des observations où il a été pratiqué par nous, et on en trouvera une critique dans la deuxième partie de notre thèse.

C. Psychologie.

Avant de commencer cette étude, longue, difficile, nous tenons à rendre hommage à la thèse de Masselon (2) : « Psychologie des déments précoces ». Cette œuvre, fort bien écrite, nous a été des plus utiles. Multiples sont les citations que nous lui emprunterons ; nous nous servirons même de son plan. Quand nous avons eu pour la première fois entre les mains ce travail, nous avons constaté que, facile à lire, il conduisait sans secousse le lecteur à des conclusions précises et établies sur des bases solides. L'imitant dans ses dispositions principales, nous n'avons qu'un désir, c'est que le lecteur en dise autant, une fois parvenu à la fin de ce paragraphe, capital pour notre œuvre.

Les expériences, les tests, que nous essaierons, sont pour la plupart ceux de Binet (3).

Dans la description d'une maladie mentale, une étude psychologique s'impose ; un bon psychiâtre doit être un bon psychologue, et inversement; et, sans psychologie, il serait presque impossible d'étudier les symptômes psychiques d'une maladie.

Nous empruntons à l'introduction de Masselon le passage suivant :

« Quelles sont les lésions élémentaires de l'esprit, celles dont les divers symptômes observés ne sont que les manifestations, telle est notre question.

» Lorsque l'observation seule était insuffisante, nous avons tenté de placer le malade dans des conditions déterminées et invariables, autant que cela est possible en psychologie, et nous avons recherché comment le malade réagissait dans ces condi-

---

(2) Masselon, *Psychologie des déments précoces,* Thèse, Paris, 1902.
(3) Binet, Attention et adaptation, *Année psychologique,* VI, p. 248.

tions : les tests que nous employions alors nous ont permis parfois de dépister des troubles élémentaires que l'observation seule ne nous avait pas révélés, car il est souvent difficile de discerner parmi les conditions multiples qui constituent la vie telle qu'elle se présente à notre observation, celles qui ont déterminé telle ou telle réaction du sujet.

» Sans doute toutes nos méthodes psychologiques actuelles sont encore bien peu précises, et très souvent il n'est pas possible de dire pourquoi le sujet a réagi de telle ou telle façon.

» Il reste toujours, parmi les termes du problème que nous posons, une inconnue d'une importance considérable : ce sont toutes les conditions intérieures que nous ne pouvons atteindre et qui peuvent retentir sur la réaction particulière du sujet — (combien importantes chez les confus mentaux !) — Aussi nous n'accepterons pas ces résultats d'une manière absolue, mais nous devons les rapprocher de ceux fournis par l'observation, car il s'agit là simplement de formes de l'observation et non pas de véritable expérimentation.

» Quant au langage psychologique que nous sommes obligé d'employer, il ne faudrait pas s'illusionner sur sa valeur. C'est dans l'ignorance où nous sommes des rapports qui unissent les troubles psychiques et organiques que nous employons ce langage, en ne perdant pas de vue qu'il n'a qu'une valeur toute relative, et que nous ne devons le considérer que comme l'expression subjective de réalités qui nous sont encore inconnues ».

Le plan adopté est le suivant :

1re partie : Troubles de l'intelligence.

2e partie : Troubles de l'émotivité ét de l'affectivité.

3e partie : Troubles de la volonté et de l'activité motrice.

Conclusions.

PREMIÈRE PARTIE : TROUBLES DE L'INTELLIGENCE. — C'est là véritablement que nous allons étudier à fond la torpeur cérébrale.

Nous allons voir successivement les troubles de l'attention, les temps de réaction, les troubles du souvenir avec ceux du langage et de la parole, les troubles de la coordination des idées, enfin de l'assimilation, de la perception et de la compréhension.

Les troubles de l'attention, ou, plus exactement, troubles de la faculté d'application de l'esprit, sont de première importance. « Sous sa forme la plus simple, dit Masselon, l'attention consiste en la fixation de l'esprit sur un objet extérieur : c'est l'attention proprement dite ou attention sensorielle (Ribot) (4), opposée à l'attention intellectuelle ou réflexion. Cette attention peut se produire d'une façon spontanée, sans que nous ayons conscience d'avoir fait un effort, ou d'une façon volontaire. Celle-ci s'accompagne toujours d'un sentiment d'effort; là est le signe capital. C'est l'attention volontaire que nous allons examiner chez nos malades...

» L'attention entre comme facteur très important dans tous les phénomènes de l'esprit; aussi son étude doit-elle marcher de pair avec la leur; il est d'ailleurs très difficile, dans un phénomène un peu complexe, de discerner l'attention des autres éléments de l'esprit; elle n'est pas un fait simple, elle entre dans les autres phénomènes de la vie psychique. Elle est même considérée par certains psychologues modernes, entre autres P. Janet (5), comme jouant un rôle prépondérant.

» Il semble, en envisageant les faits à ce point de vue, qu'on ne dise rien de plus en parlant de la puissance d'attention d'un sujet qu'en parlant de son activité intellectuelle ».

Par suite, nous allons voir tout d'abord la faculté d'application de l'esprit, sans entrer dans l'analyse des faits plus élémentaires concourant à la former; nous analyserons ensuite les divers éléments de l'esprit qui pourront nous donner la clef de ces troubles de l'attention, c'est-à-dire leurs rapports avec ces troubles. Cela fait, nous aurons un aperçu des faits nombreux qui les conditionnent et les conclusions ne seront en somme que celles de l'étude de l'affaiblissement intellectuel en général.

---

(4) Ribot, *Psychologie de l'attention.* Paris, 1894.
(5) P. Janet, Dictionnaire de physiologie, article : *Attention.*

1re épreuve : Montrer quelques objets au malade et lui en demander le nom.

Les confus mentaux chroniques répondent assez bien en général, quand on peut capter leur attention. Il faut en effet remarquer que beaucoup sont distraits, ne regardent ce qu'on leur montre qu'en étant secoués et ramenés à la question plusieurs fois. D'autres restent impassibles, ne répondent rien ; le plus grand nombre donne des réponses justes.

Exemple : *D.* Qu'est-ce que c'est ? (nous montrons une montre).

R. Un chronomètre.

D. Qu'est-ce que c'est ? (nous montrons un porte-plume).

R. Un porte-plume.

D. Donnez-moi le nom de cet objet ? (nous montrons une bottine).

R. Une pantoufle, un soulier, une pantoufle.

La plupart des exemples que nous citerons sont ceux du malade de l'observation III. Nous l'avons observé longtemps personnellement, et, comme en général il répondait bien, il réalisait un sujet excellent pour ce genre d'étude.

2e épreuve : Correction d'épreuve.

Voici la phrase employée, c'est celle dont M. Dumas s'est servi dans son travail sur la tristesse et la joie :

« C'était à Mégara, faubourg de Carthage, dans les jardins d'Amilcar. Les soldats qu'il avait commandés en Sicile se donnaient un grand festin pour célébrer l'anniversaire de la bataille d'Eryx, et, comme le maître était absent, et qu'ils se trouvaient nombreux, ils mangeaient et ils buvaient en liberté. Les capitaines, portant des cothurnes de bronze, s'étaient placés dans le chemin du milieu, sous un voile de pourpre à franges d'or qui s'étendait depuis le mur des écuries jusqu'à la première terrasse du palais ».

On demande aux malades de barrer tous les *a* de cette phrase ; on note la durée de l'épreuve et la façon dont ils se comportent pendant ce temps.

Deux cas se présentent :

Le premier malade, celui de l'observation III, n'est pas surpris par cette épreuve, et il l'accomplit avec docilité ; quoiqu'au cours de son travail il lève la tête très souvent et dise que c'est difficile, il arrive au bout, mais avec quelle lenteur ! C'est ainsi qu'il met 23 minutes pour l'épreuve totale. Trois faits sont à remarquer :

1° Il barre les deux premiers *a* puis se met à lire les phrases. On a beau attirer son attention sur la première ligne, il continue sa lecture.

2° Il lit très vite tous les mots ne comprenant pas d'*a*, et dès qu'il en a barré un, il passe très rapidement au suivant ; mais là il s'arrête, la pointe du porte-plume tournée vers l'*a*, et il contemple le mot sur lequel il s'est arrêté. Il faut l'exciter, l'encourager pour qu'il se décide à continuer.

3° Dans deux mots : « buvaient » et « c'étaient », il a mis un *è* à la place de l'*a* sans le barrer.

En somme, dans cette épreuve comprenant 43 *a*, il en a oublié 5, surtout au milieu. Mimique très expressive.

Une autre malade ne veut pas accomplir cette petite tâche ; elle rit et cherche à détourner notre instigation ; l'épreuve est impossible ; elle nous objecte que peut-être nous avons volé l'encre, que le porte-plume n'est pas bon, etc., etc.

3e épreuve : Copie de phrases et de chiffres.

Binet plaçait devant le sujet en observation une feuille de papier sur laquelle était écrit ce qu'il devait copier. Il recouvrait cette feuille d'un carton et priait son sujet de soulever son carton chaque fois que cela lui était nécessaire pour la copie ; il notait le nombre d'actes de copie. Nous avons agi de même, mais étant donné le genre des sujets sur lesquels nous expérimentions, nous soulevions nous-même le carton qui masquait le texte à copier. Ainsi a fait Masselon pour les déments précoces.

Voici le texte employé :

« Le petit Paul ne va plus à l'école depuis huit jours ; il a pris froid, il a la fièvre, il est très malade.

C'est surtout dans l'adversité que l'homme donne la mesure de sa valeur intellectuelle et morale.

Tem bos a racoli mir de Rambt sic rigamnoti bae romig
Flo.

32 — 64 — 28 — 37 — 86 — 65
529 — 337 — 486 — 243 — 607
4250 — 5426 — 3172 — 2483 — 6182 — »

Un premier malade a bien accompli cette épreuve ; à tout
instant il regarde, à plusieurs reprises même, chaque mot ; on
ne peut tenir un papier sur le modèle ; même pour une virgule
il regarde ; il copie très bien et sans une faute.

Arrivé à la dernière phrase, phrase sans signification, il sourit, la relit plusieurs fois, puis se décide à la recopier sans
demander d'explications. Durée de l'épreuve : 40 minutes.

Une autre malade, après avoir été maintes fois encouragée,
a fini par se mettre à l'œuvre ; elle n'a fait que recopier la première phrase, puis n'a plus voulu continuer ; elle écrivait sans
encre quand il n'y en avait plus au bout de sa plume. Pas de
faute. Durée : 20 minutes.

4ᵉ épreuve : Analyse d'un dessin.

On se sert d'un dessin assez simple que le malade regarde
pendant cinq secondes. Il doit ensuite le reproduire. Quand il
ne peut le faire au bout de ce temps, on le lui fait voir à nouveau cinq nouvelles secondes et ainsi de suite. Le dessin, très
simple, composé de lignes se coupant à angles droits, est
emprunté au travail de Binet.

Notre malade de l'observation III regarde le dessin cinq
secondes, comme le comporte l'épreuve, et le commence assez
bien ; il a vu qu'il y avait deux lignes perpendiculaires puis un
carré ; là il s'arrête. En quatre minutes il a terminé son dessin,
mais quand il a fini, comme s'il voulait corriger, il ne veut pas
se laisser enlever son papier.

Chez d'autres sujets cette épreuve est impossible ; ils ne veu-
lent ou ne peuvent pas le faire, en tous cas ils n'y prêtent aucune
attention.

5ᵉ épreuve : Calculs de Sommer.

Il s'agit d'une série de calculs de tête empruntés à Sommer,
calculs qui nous font juger de l'attention et des phéno-

mènes qui se produisent sous l'influence d'un effort intellectuel quelconque (6).

Voici les calculs à faire :

2 + 2	3 — 1	1 × 3	6 : 2
3 + 4	8 — 5	2 × 5	9 : 3
4 + 6	53 — 5	3 × 5	15 : 3
5 + 8	18 — 7	4 × 6	12 : 6
8 + 14	32 — 9	5 × 7	18 : 2
11 + 20	36 — 11	6 × 8	28 : 7
14 + 26	38 — 13	7 × 9	81 : 3
17 + 32		8 × 10	
20 + 38		9 × 11	
23 + 44		12 × 13	

B... fait très bien les huit premières multiplications, mais écrit à côté des trois premiers résultats les chiffres 1, 2, 3 se rapportant au multiplicande, puis 1, 1 à côté des deux suivants, on ne sait pourquoi. Enfin $9 \times 11 = 91$ et $12 \times 13 = 154$. Durée : 10 minutes.

Additions exactes. Durée : 5 minutes.

Soustractions : il dit « soustraction » en voyant le signe —, mais ne peut lire ce signe; puis il commence par dire $3 — 1 = 4$. Comme on lui fait remarquer son erreur, il corrige et met 2. Pour $53 — 5$, il écrit d'abord 58, puis 48; il donne quelques résultats faux; les autres sont justes et ce sont les opérations sur lesquelles il a réfléchi le plus longtemps. Durée : 8 minutes.

Les divisions durent 15 minutes. Il ne comprend pas le signe : et il dit $6 : 2 = 4$; mais quand on lui montre son erreur, il met 2. Il dit $28 : 7 = 21$ puis se corrige et met 4; il a très bien fait la dernière, $81 : 3 = 27$, de tête.

D'autres malades se refusent également à cette épreuve.

Ces divers tests permettent de dire que tous ces malades ont un caractère commun; leur attention est diminuée; ils la fixent mal d'une façon continue, et cette incapacité se manifeste dans les moindres détails.

---

(6) Sommer, *Lehrbuch der psychopathologischen Untersuchungs Methoden*.

Temps de réaction. — L'influence de l'attention sur la vitesse des processus psychiques est, dit Masselon, un fait bien connu.

On doit distinguer :

1° Temps de réaction simple, pris au chronomètre électrique de d'Arsonval, suivant les méthodes indiquées dans sa thèse par le Dr Philippe (Technique du chronomètre de d'Arsonval, thèse Paris, 1899).

Le temps de réaction moyen simple aux excitations acoustiques chez l'homme normal est de 148 σ 7, le σ étant, comme on le sait, le millième de seconde (Ch. Richet, article *Cerveau*, Dict. de physiologie).

2° Temps de discernement de deux excitations différentes.

Au lieu de mesurer exactement comme Masselon au millième de seconde, nous n'avons employé que l'étude à la montre à seconde du retard de l'équation personnelle.

Cette *épreuve n° 6* est donc simplement l'étude sommaire du retard de l'équation personnelle. Ce retard, qui est énorme dans la période aiguë de la confusion mentale (nous avons noté plus de 60 secondes, certains jours, chez le malade de l'observation III), diminue dans la période chronique. Il existe toutefois très net ; il est en moyenne de quelques secondes.

Les questions posées étaient très simples : Quel est votre nom ? Votre prénom ? Quel âge avez-vous ? Très souvent il fallait, faute de réponse, répéter la question deux fois, et, il arrivait parfois, phénomène assez bizarre, que la réponse faisait suite immédiate à la seconde excitation.

Toutefois certains malades sont trop distraits pour répondre ; d'autres, au contraire, font effort ; il y a donc soit distraction, soit lenteur excessive des processus psychiques.

Troubles du souvenir. — « L'acte du souvenir, dit Masselon, est un acte très complexe.

Il exige :

1° Que le phénomène dont on se souvient ait été remarqué, ait été perçu.

2° Que l'image ait été conservée dans l'esprit du malade.

3º Qu'elle puisse être ramenée à la mémoire, au moment opportun.

C'est surtout la faculté de conservation que l'on étudie, faculté rendue souvent difficile par les troubles du rappel ».

L'amnésie des confus mentaux est une amnésie spéciale, dit Régis :

« Très différente de l'amnésie progressive et quasi-systématisée de la démence ordinaire, c'est un mélange de souvenirs exacts, précis, délicats, ou d'oublis absurdes, extravagants, poussés au comble. C'est surtout une impossibilité d'assimiler, de fixer les choses du moment, de l'amnésie rétro-antérograde, et surtout de fixation, l'amnésie rétograde étant l'amnésie d'évocation. Contrairement à ce qui a lieu pour les autres psychoses, la guérison s'accompagne, en outre, d'une amnésie plus ou moins marquée de l'accès ».

L'amnésie lacunaire ou crépusculaire de l'accès aigu se trouve fréquemment dans la confusion mentale chronique, mais elle ne constitue qu'un symptôme d'une importance toute secondaire. Il faut bien remarquer, en effet, que des sujets imparfaitement guéris, mais non chroniques, présentent souvent des séquelles de leur état antérieur sous forme d'amnésie lacunaire ou crépusculaire ; présentent même une légère teinte d'amnésie rétro-antérograde ; mais ces reliquats sont de minime importance et isolés ; un confus mental chronique, au contraire, est un malade, et par suite doit posséder un ensemble de symptômes suffisants pour être qualifié tel ; à côté de son amnésie, il aura le plus souvent de la torpeur cérébrale assez marquée, du délire, etc.

L'amnésie la plus courante de la période chronique de la confusion mentale est une amnésie non continue, non progressive, non systématisée.

A certains moments, en effet, on peut s'apercevoir par les paroles prononcées par le malade au milieu de sa rêverie automatique, ou consciemment, que sa mémoire n'est pas éteinte, mais simplement obscurcie.

Cette amnésie nous offre deux types, mêlés le plus souvent

avec prédominance de l'un ou de l'autre, d'une part l'amnésie rétrograde (ou perte de la mémoire des événements anciens), et d'autre part l'amnésie de fixation ou antérograde.

L'amnésie rétrograde n'est que momentanée. L'amnésie de fixation entraîne avec elle l'impossibilité d'assimiler.

C'est elle que l'on trouve principalement dans la période aiguë, mais à la phase chronique elle est bien diminuée d'intensité.

Le terme d'amnésie est d'ailleurs mal choisi ; dysmnésie, ou obtusion de la mémoire, s'appliquerait beaucoup mieux, mais peu importe le terme ; il y aurait donc à la fois dysmnésie d'évocation et de fixation, constituant ainsi le type rétro-antérograde.

A côté de ces troubles, il y a souvent paramnésie, c'est-à-dire perversion de la mémoire, se traduisant d'ordinaire par des troubles de localisation des souvenirs dans le temps, et les phénomènes du « déjà vu » et du « jamais vu », qui ne sont que transitoires.

Si le malade guérit, il rentre en possession des souvenirs qui avaient été momentanément effacés au cours de la maladie.

Cette amnésie n'est donc pas définitive ; elle coïncide très souvent avec des troubles de l'attention ; mais le trouble de l'attention, la distraction est-elle le fait de l'obscurcissement des images souvenirs ou cet obscurcissement de la mémoire est-il le fait du manque d'attention ? La première hypothèse nous séduit davantage ; l'obscurcissement de l'image souvenir conditionne le trouble de l'attention ; l'activité cérébrale est engourdie, d'où distraction.

Les troubles du langage et de la parole marchent de pair avec les troubles du souvenir.

Les troubles de la parole sont des dyslogies indiquées par Séglas : ânonnement, hésitation par embarras de la pensée, amnésies verbales, difficulté de coordination, étudiées par l'étude de la torpeur cérébrale, du souvenir, de la coordination des idées, du langage enfin.

On doit rechercher, dit Masselon, l'état du champ des images et des idées, c'est-à-dire des éléments mêmes de la pensée ; il ne nous est possible de connaître la richesse en représentations que possède encore le cerveau de nos malades que par les mots par lesquels ils expriment ces représentations.

Un confus mental chronique, qui le plus souvent causera beaucoup plus qu'un confus aigu stupide, nous montrera une diminution du nombre des représentations verbales ; mais ces éléments n'ont pas disparu de l'esprit ; ils peuvent y reparaître en particulier si le malade guérit, peuvent être absents un jour, présents le lendemain, oubliés enfin dans l'activité psychique supérieure, reparaissant dans la rêverie automatique.

Ces représentations verbales sont donc floues, imprécises mais non détruites ; il y a paresse d'évocation, non désagrégation définitive.

Ces représentations étant peu nombreuses, celles dont le malade se sert couramment reviennent plus souvent et paraissent prédominer ; mais si le sujet veut exprimer quelque chose et qu'il ne trouve pas le mot, il ne fera pas d'effort pour le rechercher, il en inventera un ; ce sera un néologisme.

Ces troubles du langage sont donc très mobiles, en rapport avec le degré d'excitation du malade ou au contraire de dépression (dans ce cas les images verbales sont moins nombreuses encore) ; en rapport enfin avec l'attention que le sujet portera à retrouver ses idées lointaines, voilées par un nuage épais.

Troubles de la coordination des idées. — « Les éléments de l'esprit, dit Masselon, doivent être utilisés par l'intelligence ; s'ils sont diminués de nombre, mais que l'intelligence puisse encore les faire servir à ses fins, il n'y a que demi-mal, car elle pourra alors les coordonner, les systématiser vers un but quelconque ».

Ce seront des esprits peu riches, mais logiques.

Il faut distinguer une systématisation spontanée et une volontaire. Comme pour l'attention, c'est cette dernière qui nous occupera seule.

Nous utiliserons deux expériences : la première consistera en constructions d'esprit simples, telles que réunir trois mots et en faire une seule phrase, la seconde en définitions de certains mots :

7ᵉ *Epreuve*. — Construire une phrase :

1° Avec école, table, livre.

2° Avec cheval, homme, route.

Voici les résultats de B....

Ecole (e)table livre.

Eco leçon établisse livret.

L'école les animaux et les plantes ont fourni les livres par l v de hom et de on d m f.

Il est à remarquer que le malade a ajouté un (e) devant table, et n'a pu arriver à construire sa phrase ; il a mis exactement quinze minutes.

Quant à la seconde phrase, voici ses résultats :

Cheval, homme, route.

Chevalié l'homme r par âge fol temps.

Durée vingt-cinq minutes.

Son attitude extérieure traduit la difficulté qu'il éprouve à coordonner ses idées.

D'autres sujets sont restés immobiles, impassibles devant leur papier, ne se décidant jamais à écrire ; d'autres étaient occupés à autre chose, une malade en particulier, qui avait faim quoique venant de déjeuner, ne prêtait aucune attention à ces exercices.

8° *Epreuve*. — Définir certains mots :

Voici les résultats de B....

Montagne = masse de terre.

Maladie = c'est quelqu'un qui est au lit.

Epingle = vous pouvez faire tenir deux étoffes ensemble.

Rire = c'est une grimace.

Plume = partie du corps d'un oiseau.

Faim = c'est quelque chose qui a besoin, qui demande.

Une autre, plus agitée :

Montagne = oh ! je ne me souviens plus de ma géographie.

Chaise = je ne sais pas.

Lit = je ne sais pas.

Et ainsi de suite sans se donner la peine de réfléchir.

Ces sujets présentent donc des troubles de la coordination, de la systématisation des idées, soit par défaut d'attention, soit plus exactement, par torpeur, apathie intellectuelle, inaction de l'esprit.

Troubles de l'assimilation, de là perception, de la compréhension. — Tout d'abord étudions les troubles de l'orientation.

On examine de quelle façon les malades apprécient l'entourage et les incidents de la vie journalière ; on leur demande le nom de l'établissement (orientation dans l'espace), l'année, la saison, le mois et la date, le temps écoulé depuis leur entrée, leur âge (orientation dans le temps).

On constate qu'ils apprécient très mal l'entourage ; une de nos malades ne savait pas au juste si nous étions un médecin ou un malade, ne différenciait que peu l'infirmière de ses compagnes ; les mêmes incidents de la vie journalière ne les frappent que fort peu. On peut refaire leur lit, le changer de place, sans que cela les occupe ; la visite du matin ne les étonne nullement, rien d'ailleurs ne les émeut.

Le nom de l'établissement est connu de quelques-uns de ces malades ; ceux qui sont entrés en état chronique, qui l'ont entendu répéter souvent, s'en souviennent ; ceux entrés en période aiguë n'en ont aucune idée, mais, fait à retenir, ne cherchent pas à le connaître ; ils ignorent souvent le nom du médecin et de l'infirmier et, alors même qu'on le leur apprend, ils l'oublient rapidement. D'autres, au contraire, le répétant toute la journée, s'en souviennent très bien.

Aucun, presque sans exception, ne s'oriente dans le temps. S'ils connaissent l'année quelquefois, le mois, la date, la saison, le temps écoulé depuis leur entrée restent dans l'inconnu ; mais au lieu de chercher, de faire des efforts, la majorité reste inerte à la question, ou se contente de dire « je ne sais pas » ; on dirait qu'ils ont la paresse de chercher.

Leur âge la plupart du temps leur est inconnu; ils n'en disent même pas un approximatif. Quelques-uns, toutefois, en ont vaguement conscience.

Avec des points de repère aussi mauvais, ces malades sont fatalement désorientés; mais ils ne cherchent pas à comprendre, probablement parce que leur activité cérébrale n'est stimulée par aucun intérêt.

Il en est de même des troubles de la perception et de la compréhension.

Voici l'*épreuve 9*. Lire à haute voix l'anecdote suivante et la résumer par écrit :

« J'ai vu hier Monsieur Pierre Corneille, notre parent et ami. Nous sommes sortis ensemble après le dîner, et en passant par la rue de la Parcheminerie, il est entré au n° 39 dans une boutique pour faire raccommoder sa chaussure qui était décousue. Il s'est assis modestement sur une chaise et moi auprès de lui, et lorsque l'ouvrier eut fini, il lui a donné six pièces de cuivre qu'il avait dans sa poche. J'ai pleuré qu'un si grand génie fût réduit à cet excès de misère ».

Nous devons diviser nos malades en deux catégories : ceux qui ne prêtent aucune attention, ne regardent même pas le texte, soit par excitation, soit plus souvent par abrutissement, et ceux au contraire qui font des efforts pour lire.

Ceux-là lisent plusieurs fois ; B..., en particulier, fronce les sourcils et avec une mimique très expressive fait comprendre que c'est difficile. Toutefois, si nous lui lisons le texte partie par partie, il finit par le répéter et l'écrire à peu près. Une petite phrase ou un membre de phrase est moins difficile à fixer que tout l'ensemble ; d'autre part, les confus mentaux chroniques ne résument pas, ils ne font que recopier ce qu'on a dit, semblant vouloir fixer de suite ce qu'ils viennent d'acquérir. Pour faire un résumé, il leur faudrait avoir présent à l'esprit le texte tout entier, ou au moins une phrase entière si on lit par partie; il leur faudrait en un mot opérer une synthèse mentale, ce dont ils sont incapables.

Les troubles de l'intelligence ainsi étudiés, il nous reste à conclure.

Nous avons constaté dans nos études successives :

1° De la diminution de l'attention (ou faculté d'application de l'esprit) très manifeste ;

2° De la lenteur des processus psychiques ;

3° De l'effacement ou plutôt de l'obscurcissement des images souvenirs ;

4° De l'impossibilité de coordonner les idées ;

5° De la désorientation et du manque d'assimilation.

Dans chacune de ces études, nous avons vu les rapports constants qui existaient entre le trouble de l'attention et les autres ; nous avons dit en effet, au début de cette étude, que les troubles de l'attention étaient complexes, en rapport avec les perturbations autres de l'intelligence, et, qu'en résumé, donner à ces troubles une conclusion consistait à en donner une à l'étude des troubles de l'activité intellectuelle tout entière.

Nous avons pu déjà conclure partiellement, et nous le faisons ici en réunissant tous nos résultats, que tous les troubles constatés ont une base commune, l'engourdissement de l'activité intellectuelle. Nous avons trouvé cet engourdissement successivement dans les temps de réaction, dans les souvenirs dont les troubles ne sont que secondaires, dans la coordination des idées, dans l'orientation et l'assimilation ; il y a défaut d'attention par suite d'apathie intellectuelle, et tous les autres symptômes sont sous sa dépendance. C'est là le trouble causal de l'affaiblissement intellectuel, et cette apathie intellectuelle, cette passivité de l'esprit est due au processus toxique de la confusion mentale.

DEUXIÈME PARTIE : TROUBLES DE LA VIE ÉMOTIONNELLE ET AFFECTIVE. — « La vie intellectuelle, dit Masselon, plonge par de profondes racines dans la vie affective. Ce qu'on appelle la vie intellectuelle différenciée s'accompagne d'une vie affective plus large, au sein de laquelle un nombre beaucoup plus considérable d'objets peut devenir une source d'émotions. En progressant, l'esprit humain devient de plus en plus apte à sentir et à comprendre. L'étude de la vie affective comprend celle de nos instincts, de nos goûts, de nos volontés, mais seulement lorsque ceux-là se traduisent à notre conscience sous une forme émotionnelle, c'est-à-dire lorsque nous les sentons comme modifications agréables ou désagréables de notre organisme. C'est donc l'étude des émotions ou d'une façon plus générale de l'état émotionnel que l'on va faire ».

Nous nous sommes contenté de la simple observation, qui, évidemment, ne peut fournir que des indications très grossières.

10ᵉ épreuve. — 1° On place sous le nez du sujet des odeurs diverses et on examine sa réaction ; on lui fait de même goûter des aliments très variés (tels que pain tartiné de moutarde, suivi de confitures) ; certains, comme B..., ne disent rien pour les odeurs mais trouvent que le goût des aliments ingérés est très différent, que la moutarde le pique fortement ; d'autres réagissent parfaitement.

Le plus grand nombre des malades ne bronchent pas ; il leur est parfaitement égal que ce soit une bonne ou une mauvaise odeur, une agréable ou désagréable saveur.

2° Comment les sujets sont-ils affectés par les événements extérieurs?

3° Quels sont leurs sentiments de famille?

4° Quels sont leurs sentiments des convenances?

5° Souffrent-ils de leur internement?

Tous les sujets, quels qu'ils soient, ne sont pas plus affectés par les événements extérieurs qu'ils ne l'ont été, nous l'avons vu, par les faits qui se passent dans leur salle.

Leurs sentiments de famille, au contraire, résistent fort longtemps. Si certains jours ils ne prêtent qu'une attention négligente à leurs familles qui viennent les voir, à leurs enfants, ils ne les en aiment pas moins. Nous avons observé une de nos malades qui réclamait son fils, désirait le voir, mais qui ne lui disait rien, restait indifférente à sa conversation lorsqu'il était près d'elle.

Il n'en est pas de même des sentiments des convenances, qui disparaissent rapidement. Tel malade qui, avant sa confusion mentale, était propre, attentionné pour ses vêtements, déchoit peu à peu une fois devenu chronique. Les confus chroniques sont en général sales, ne prennent pas soin de leur toilette; il y a, bien entendu, des exceptions, mais ce sont alors des malades peu touchés.

Avec cette indifférence émotionnelle très sensible, il va de soi que ces malades ne souffrent nullement de leur internement; ils ne s'en préoccupent pas et, à moins qu'ils ne soient pris d'une impulsion subite qui les pousse à une fugue, ils ne cherchent généralement pas à s'échapper et ne réclament pas leur sortie.

De même qu'aux troubles de l'intelligence nous avions trouvé apathie intellectuelle, de même nous constatons ici de l'apathie émotionnelle.

TROISIÈME PARTIE : TROUBLES DE LA VOLONTÉ ET DE L'ACTIVITÉ MOTRICE. — A la base des troubles intellectuels, et coexistant avec eux, nous avons trouvé des troubles de la volonté. Nous allons les étudier en même temps que ceux de l'activité motrice.

Volonté. — 1° On peut noter, chez les confus mentaux chroniques, de l'aboulie non douteuse. Inutile de faire des expériences pour le démontrer; la simple constatation des faits suffit. Un malade qui reste immobile sur sa chaise, plongé dans son hébétude, qui ne désire rien, ne demande pas à sortir, à qui tout est indifférent, est parfaitement aboulique; comme son intelligence, sa volonté sommeille.

2° Sur ce fond existe de la suggestibilité. On trouve, dans la vie, des individus faibles, incapables de prendre une décision, se laissant vivre tout doucement; qu'on les entraîne, qu'ils sentent au-dessus d'eux une autorité qui les dirige, leur écarte dans une certaine mesure les soucis de la vie, ils tomberont de suite sous la domination du plus fort, trop heureux de n'avoir rien à désirer et rien à décider. Les confus mentaux chroniques sont semblables à ces sujets indifférents par état; si on leur commande de faire quelque chose, ils exécutent de suite l'acte commandé, sans réfléchir. Ces malades sont en général très dociles.

3° Contrairement à cette suggestibilité, et contrastant avec elle, on trouve parfois du négativisme, il est rare cependant; les confus chroniques ont plutôt des accès de mauvaise humeur que du véritable négativisme ; ils sont trop torpides pour être négativistes, et le négativisme est un symptôme d'une grande rareté chez eux.

Activité motrice. — L'activité motrice, comme le dit Masselon, entretient des rapports très directs avec les autres éléments de l'esprit; il n'est pas étonnant, par suite, que les troubles aient une analogie frappante.

1° Tout d'abord l'aspect général.

Le facies de nos malades est immobile, figé souvent, pas autant que dans la période aiguë lorsqu'il y avait stupeur; cependant le cachet de la confusion est resté. Le visage a très peu d'expression, il est hébété; les mouvements que fait le malade sont peu nombreux; d'ailleurs ne disant rien, ne réfléchissant à rien, il n'a pas à bouger; quelquefois cependant il fait un geste, puis laisse son bras ou sa main dans la position où elle se trouve sans continuer le geste commencé; il semble ne pas avoir la force de continuer, ou avoir oublié ce qu'il allait faire.

2° Pour ce qui est des attitudes provoquées, on observe fréquemment des attitudes cataleptoïdes. Ces attitudes, citées dans beaucoup de psychoses et de névroses, paraissent plus fréquentes à la phase aiguë qu'à la période chronique. Néanmoins on les trouve quelquefois chez nos malades.

Voici l'explication que M. Sollier (7) en donne :

« Le mouvement, imprimé au membre, se traduit dans le centre correspondant sensitivo-moteur par une légère excitation. Cette légère excitation suffit à produire l'état tonique des muscles dans la catalepsie partielle. Les relations entre le centre

---

(7) Sollier, *Genèse et nature de l'hystérie,* Paris, 1897.

sensitivo-moteur et les centres supérieurs dans lesquels les mouvements se traduisent en images conscientes étant rompues, ou
ces centres étant engourdis profondément, aucune sensation
n'avertit le sujet de l'état de son membre. Aussi reste-t-il dans
la position où on l'a placé, et il y resterait indéfiniment si son
propre poids ne le faisait retomber ou si le centre sensitivo-
moteur ne s'épuisait ».

Cette explication nous semble très applicable à nos malades
chez lesquels l'activité psychique supérieure paraît endormie.

3° Le mouvement ainsi suggéré persiste ou tend à se reproduire, non seulement pour ces mouvements mais pour d'autres
plus complexes; c'est ainsi que l'on note de l'échopraxie, de
l'echolalie, de l'echomimie.

4° Les stéréotypies de diverses natures sont également symptômes de la confusion mentale chronique. Une stéréotypie est
caractérisée, d'après Kræpelin (8), par « la durée anormale des
impulsions motrices, qu'il s'agisse d'une contracture permanente d'un certain groupe de muscles ou de la répétition d'un
même mouvement ».

Ces stéréotypies de diverse nature ne nous arrêteront pas;
qu'il nous suffise de constater leur présence possible.

5° Nous pouvons en détacher les tics, qui, jusqu'à un certain
point, peuvent être considérés souvent comme des mouvements
stéréotypés.

B..., par exemple (observation III), se tiraille fréquemment
la moustache, touche son front, fronce les sourcils, se passe la
main dans les cheveux; son geste favori, devenu un tic, consiste
à plisser le front et à le détendre.

Comme le fait remarquer Masselon, nous pouvons rapprocher
des tics les grimaces de toutes sortes, fréquentes à la période
aiguë de la confusion mentale, quelquefois constatables à la
phase chronique, et surtout les accès de rire. Ce rire est quelquefois en rapport avec l'état second des malades.

Il peut aller du sourire fugitif à l'éclat de rire, pouvant d'ail-

---

(8) Kræpelin, *Psychiâtrie,* 7ᵉ édit., Leipzig, 1904.

leurs se transformer de suite en pleurs. Chez notre malade de
l'observation I, il était très fréquent ; chez B..., on le notait
presque toujours.

En résumé, nous avons constaté de l'aboulie et de l'engourdissement de l'activité motrice, de l'apathie motrice.

Conclusions. — Nous serons très bref.
Les troubles de l'intelligence, en particulier ceux de l'attention qui les résument, nous ont paru en rapport avec une
apathie intellectuelle très prononcée.
La vie émotionnelle nous a révélé de l'apathie émotionnelle,
la vie motrice de l'apathie motrice, la volonté de l'aboulie,
l'aboulie n'étant au fond que de l'apathie dans son domaine
particulier.
Apathie sous toutes ses formes, telle est la conclusion de
l'étude psychologique que nous avons tentée. La torpeur cérébrale étudiée séméiologiquement nous avait déjà renseignés.
Cette apathie n'est que la traduction de l'état de sommeil,
d'engourdissement de la cellule cérébrale, engourdissement
créé par le poison toxique pendant la période aiguë de la confusion mentale, et persistant longtemps après la cause.
Il faut d'ailleurs remarquer que cette inactivité continue de
la cellule cérébrale est très nuisible à son existence même, et
qu'elle finit par la désagréger pour toujours, créant ainsi une
démence incurable.

L'étude des symptômes tant physiques que psychiques de la
confusion mentale chronique étant connue, est-il possible de
décrire plusieurs formes à cette psychose chronique ?
Certains passages de la psychologie nous ont montré des
malades calmes, d'autres plus agités, plus étourdis ; tous cependant présentant de la torpeur cérébrale, de l'hébétude. Ce caractère est constant, et, si l'agitation peut faire place à quelques
jours d'intervalle, chez le même individu, à de l'inertie phy-

'sique, les deux états sont toujours greffés sur un fond torpide.

Cependant, à côté de ces confus mentaux chroniques, les plus nombreux du reste, que nous pouvons appeler des confus mentaux simples, il en est qui présentent un délire tel qu'il imprime à la maladie un caractère tout différent.

Ce délire, comme nous l'avons vu, n'est plus le délire onirique de la confusion mentale aiguë; très souvent on observe un véritable délire systématisé, secondaire, post-confusionnel en l'espèce. Le malade est alors tout à fait métamorphosé et c'est une vraie psychopathie nouvelle qui a pris la place de l'ancienne.

L'observation II que nous citons est un exemple caractéristique de ce délire systématisé secondaire à la confusion mentale, et fera mieux comprendre notre pensée que ne le ferait une longue description. Ce délire est le plus souvent un délire de persécution, se terminant par du délire ambitieux, débutant parfois par quelques idées de grandeur.

On peut observer également dans la confusion mentale chronique un autre délire; elle peut même affecter la forme d'une véritable manie chronique, comme le montre la malade de l'observation X.

Sans vouloir trop séparer les divers cas de confusion mentale chronique, nous devons reconnaître par conséquent une forme délirante, et une forme ordinaire où l'on peut observer des bribes de délire, mais où l'hébétude forme le symptôme capital dominant tous les autres.

Un dernier point nous reste à élucider avant de terminer ce chapitre fondamental, c'est la différenciation de la confusion mentale chronique d'avec les divers états démentiels, en particulier la démence simple et la démence paralytique.

Nous ne parlerons pas de démence précoce parce que la majorité des auteurs ne la considèrent pas comme une démence.

« La démence, on le sait, est essentiellement constituée par la dissolution de l'être psychique. C'est un affaiblissement acquis et définitif des facultés intellectuelles ». De ce fait même, toute démence est incurable (Régis) (9).

Sans vouloir parler des nouvelles théories exposées en particulier par Deny (10), et dans un autre sens par Toulouse et Damaye (11), nous conserverons au mot démence son acception rigoureuse, absolue, de diminution définitive de l'être psychique.

Beaucoup d'observateurs ont remarqué combien au premier aspect il est facile de prendre une confusion mentale pour un état d'idiotie ou de démence, et la preuve en est dans les noms d'idiotisme, de démence aiguë, donnés par Pinel (12) et Esquirol (13) à la confusion mentale. Les anamnestiques font bien écarter la première difficulté, mais ils ne permettent pas de savoir s'il y a abolition ou simple suspension de l'intelligence. Il faut alors, soit connaître très bien le début de l'affection, soit attendre la suite des événements.

Hannion (14), dans sa thèse, s'exprime ainsi : « Dans la démence, les idées se succèdent sans ordre ; dans la confusion mentale, elles naissent sans cause.

» Dans la démence, leur apparition est déterminée par la volonté du malade ou par celle de l'observateur ; dans la confusion mentale, elles n'obéissent à aucune consigne. Dans la première, tout en ignorant les liens qui les unissent, elles gravitent autour d'un centre : dans la seconde, chacune émerge au hasard pour son propre compte, et n'est que le fruit de l'automatisme cérébral pur.....

» En interrogeant le dément, vous provoquez une réponse et en même temps l'incohérence ; dans le cas de confusion mentale, vous n'obtenez souvent rien ou seulement une réponse à côté

(9) Régis, *Précis de psychiatrie,* 3e édit. Paris, 1906.

(10) Deny, *Les démences vésaniques.* Rapport au Congrès de Pau, 1904.

(11) Toulouse et Damaye, La démence vésanique est-elle une démence ? *Revue de psychiatrie,* janv. et fév. 1905.

(12) Pinel, *Traité médico-philosophique de l'aliénation mentale.* Paris, 1808-09.

(13) Esquirol, *Traité des maladies mentales,* 2 vol. Paris, 1838.

(14) Hannion, *De la confusion mentale.* Thèse Paris, 1894.

qui, en réalité, n'en est pas une ; rarement, une réponse juste.

» Chaque question posée à un dément est un prétexte à ses divagations ; les questions adressées à un confus mental demeurent sans effet, ou bien au contraire le ramènent un instant au bon sens en l'arrachant pour ainsi dire à son état de rêve pour fixer son esprit sur un objet précis.

» Le dément écoute et répond parce qu'il vit, avec ses faibles moyens, dans le monde extérieur ; le confus mental ne prête qu'une attention nulle ou faible et souvent distraite parce qu'il demeure confiné en lui-même, que le monde réel lui est fermé, ou qu'il ne l'aperçoit qu'à travers le voile épais de ses sens émoussés ou avec la courte vue d'une intelligence absorbée dans la contemplation de ses propres désordres ».

A examiner plus près certains chroniques, en particulier les confus, on voit, disent Toulouse et Damaye, « qu'ils offrent cette particularité que leur démence n'est pas toujours incurable, et même rétrocède parfois plus ou moins complètement.

» A les examiner, on s'aperçoit aussi que la mémoire est plus profondément troublée que diminuée. Voilà donc une démence d'une espèce bien particulière, démence curable et dont l'affaiblissement intellectuel n'est pas constant !.....

» Comment expliquer le fait qu'un grand nombre de déments vésaniques font par moments, au milieu de leur incohérence, des réponses exactes aux questions qu'on leur pose, alors qu'en d'autres temps les réponses aux mêmes demandes sont erronées ? Comment expliquer cette réapparition capricieuse de notions qui jusque-là ont semblé ignorées et à jamais oubliées ? L'idée susceptible de reparaître, d'être exprimée à un moment donné n'est donc pas détruite ; elle est alors simplement égarée dans le désordre de l'esprit. Une notion n'a véritablement disparu de l'intelligence que s'il y a impossibilité constante à la faire surgir. Si, au contraire, son absence est inconstante, il nous paraît logique de l'attribuer à ce symptôme qui masque souvent la démence, la confusion mentale...

» La confusion et l'automatisme constituent les signes les plus importants dans la séméiologie de la démence. Ils accompagnent l'affaiblissement intellectuel dont ils relèvent et qu'ils contribuent puissamment à nous révéler ».

Comme on le voit, la confusion se rapproche beaucoup de la démence; elle n'est pourtant que de la pseudo-démence; c'est un nuage épais derrière lequel se voile l'intelligence non éteinte.

Nous désirons faire simplement quelques remarques à ce sujet. Quels sont donc les symptômes primordiaux de la démence ?

Nous prendrons pour type la démence simple, qui est surtout la démence sénile.

Dans la période initiale, nous trouvons, à la suite d'un début insidieux, de la faiblesse de la mémoire d'où découle la faiblesse du jugement et de l'initiative, de la pénurie des représentations, du manque de précision, de la lenteur et de la difficulté dans l'association des idées, de la paralysie de l'affectivité avec égoïsme inconscient, de la perte de l'attention, de la volonté, de l'incapacité plus ou moins grande de travail accompagnée d'apathie ou d'excitation, en somme un déficit sur toutes les fonctions psychiques.

A la période d'état, le langage devient de plus en plus incohérent par suite de l'oubli des mots et des expressions à employer, l'écriture de même. Des délires absurdes, variés, enfantins, se greffent souvent sur cet état. L'automatisme règne dans les actes. Les fonctions organiques s'exécutent très bien, mais le gâtisme existe et conduit le sujet jusqu'à la mort.

Comparons maintenant ces divers symptômes à ceux correspondants de la confusion mentale chronique :

a) La démence se distingue de la confusion mentale par son apparition moins brusque, par son allure lente et chronique d'emblée. Mais lorsque la confusion mentale tourne à la démence, il devient difficile de savoir dans quelle mesure cette confusion mentale se complique d'affaiblissement psychique.

b) Au point de vue de la mémoire, la démence présente une perte définitive de certains souvenirs et une incapacité à en acquérir de nouveaux. Ces troubles indiquent des désordres très profonds, mais aussi beaucoup plus localisés de l'écorce.

L'amnésie rétrograde est peu accentuée. Les souvenirs anciens sont assez bien conservés, mais les faits relativement récents sont au contraire très peu nets ; là réside le trouble fondamental. Cette amnésie est progressive, et s'étend de plus en plus aux faits anciens. L'amnésie de fixation existe également. Les déments oublient les actes les plus usuels.

L'amnésie des confus mentaux chroniques peut ne pas être définitive ; elle ne s'étend pas progressivement aux faits anciens ; les faits récents ne sont pas mieux conservés ; l'amnésie est rétro-antérograde.

Toutefois les troubles du souvenir des confus mentaux chroniques paraissent être secondaires, sous la dépendance de la passivité de l'esprit ; l'imprécision des impressions, des images, l'incoordination des idées apparaît primitivement.

Dans la démence, au contraire, les troubles du souvenir sont primitifs et leur disparition précoce indique la destruction de la cellule.

c) Le confus accomplit automatiquement les travaux qu'on lui commande ; mais on est obligé de l'encourager à chaque instant pour qu'il termine sa tâche qui, très souvent, sera bien faite.

Le dément se mettra de suite à l'ouvrage, en général, le fera mal, mais sans nouvelle exhortation.

Le confus ne cherche pas à répondre ; il reste indifférent à la question ; le dément répond à tort et à travers, ou se met en colère après lui-même quand il ne trouve pas sa réponse.

d) Dans la confusion mentale, parfois le malade cherchera à expliquer ce qu'on lui demande et aboutira souvent à une idée toujours à peu près la même, idée professionnelle.

Le dément radote, ne répète que des choses de son enfance et rien de l'état actuel.

D'autres, moins déments, ont en plus des troubles du langage, paraphasie ou aphasie amnésique et jargonaphasie. Certains confus mentaux chroniques peuvent présenter les mêmes symptômes.

e) L'affectivité est également diminuée chez les deux genres de malades.

f) Au point de vue émotionnel, le confus chronique présente généralement de l'apathie.

Le dément sénile a de la sensiblerie; il est ému par le moindre souvenir qui évoque en lui l'image de ses enfants ou de ses jeunes années; il verse des larmes avec une facilité extrême.

g) Le confus a un aspect général beaucoup plus hébété que le dément.

h) Enfin le confus est souvent tellement stupide qu'il dépasse l'état démentiel, mais ce n'est là qu'un aspect trompeur et son intelligence est surtout voilée.

Toutefois il y a souvent confusion greffée sur la démence, et il devient à peu près impossible de déterminer alors la part qui revient à chaque affection.

Examinons à présent les différences qui existent entre la confusion mentale et la paralysie générale; elles n'ont rien de très spécial, le trouble psychique de la paralysie générale progressive étant de la démence.

On sait que le délire aigu est très difficilement différencié de la paralysie générale progressive à forme aiguë. La confusion mentale chronique et la démence paralytique, à plus forte raison, auront des points communs.

L'alcoolisme chronique, qui est le plus souvent de la confusion mentale chronique, a d'ailleurs été appelé pseudo-démence paralytique.

La différenciation doit se faire :

1° Par l'examen direct de l'aliéné chez lequel on trouve des symptômes parfois presque pathognomoniques de la paralysie générale.

2° Par les commémoratifs, l'étiologie (notion de la syphilis) et le mode de début.

3° Par l'évolution ultérieure de la maladie.

Mais il peut arriver que l'on observe au début de la paralysie générale progressive de la confusion mentale épisodique. Dans ce cas, il faudra être très réservé.

Voici le rapprochement fait par Paris (15) au sujet des rapports de la confusion mentale et de la paralysie générale. Nous citerons les passages les plus intéressants :

« 1° *Liquide céphalo-rachidien.* — Au commencement de février de cette année 1905, MM. Dufour, Brelet et Mosny apportaient à la société médicale des hôpitaux de Paris quelques cas de confusion mentale primitive avec réaction méningée accusée par une lymphocytose très abondante dans le liquide céphalo-rachidien, et M. Jules Voisin trouvait ces communications assez troublantes pour les médecins aliénistes, car la lymphocytose n'apparaissait plus dès lors comme caractéristique de la paralysie générale et comme excellent moyen dans les cas douteux.....

» 2° *Epuisement rapide de l'activité cérébrale.* — N'est-ce pas ce que l'on constate aussi, plus ou moins accusé évidemment, comme dans la confusion mentale primitive elle-même, à toutes les phases de la paralysie générale sans délire, et n'est-il pas facile aussi, par un interrogatoire un peu pressant, mais relativement court, d'amener chez le paralytique général une sorte d'épuisement total, momentané, de l'activité cérébrale pathogène?.....

» 3° *Volonté et attention. Mémoire.* — Il en est de la volonté du confus mental primitif et de son attention comme de celles du paralytique général progressif qui ne conserve aucun souvenir des événements récents, chez qui les souvenirs du passé s'effacent peu à peu, et qui arrive à ne plus distinguer ses parents des étrangers, où même à ne plus distinguer sa vieille maison paternelle des habitations voisines. Le défaut remarquable de mémoire des faits récents chez le paralytique général progressif n'atteste-t-il pas que ce malade, comme le confus mental primitif, est privé d'attention, qu'il ne peut plus observer » ?

4° Nous pourrions encore citer les rapprochements que Paris

---

(15) Paris, *La paralysie générale progressive. Sa parenté avec la confusion mentale primitive.* Nancy, 1905.

établit sur les troubles de la parole (lenteur, hésitation, ânonnement), le langage, les troubles somatiques, notamment dans les premières phases de la paralysie générale progressive, le tremblement, les réflexes, les troubles de la sensibilité, etc., mais on arrive ainsi à une assimilation complète et hâtive.

Ce sont là les similitudes de la confusion mentale primitive non délirante et de la paralysie générale sans délire. Voici, à ce sujet, la conclusion de Paris :

« Ainsi, nous trouvons dans l'étiologie de la confusion mentale primitive toutes les causes et les conditions de développement de la paralysie générale progressive sauf une, sur laquelle tous les auteurs sont muets à propos de la prédisposition à la confusion mentale primitive : la syphilis ».

Nous voulons simplement ajouter que le paralytique général progressif est un dément; le confus n'en est pas un, et il nous semble que c'est sur ce terrain que doit se faire en grande partie le diagnostic différentiel.

Paris continue sa comparaison par le parallélisme de la confusion mentale délirante et de la paralysie générale délirante.

Là également, nous pensons qu'il faut rechercher le fond sur lequel sont greffés les autres symptômes, et qui est l'hébétude chez le confus, la démence chez le paralytique général.

Signalons enfin que le paralytique général hésite, fait des efforts pénibles pour trouver une réponse, le plus souvent pauvre en idées et inexacte; le confus mental est quelquefois loquace, en tous cas plus incohérent; il répond souvent aussi très juste.

La vie émotionnelle diffère également. Comme le dit Masselon, le dément paralytique n'est pas apathique et, tout en ayant des troubles très profonds de la mémoire et de l'intelligence, il manifeste de profondes réactions émotives, tantôt se montrant déprimé, voire anxieux, tantôt se livrant au contraire à une joie exubérante.

Le confus mental chronique est avant tout un apathique émotionnel.

§ 4. **Phase terminale de la confusion mentale chronique.**

Après avoir eu une durée longue, très longue, plusieurs mois
et même plusieurs années, la confusion mentale chronique clôt
l'évolution de son état morbide.

Cette terminaison se fait rarement d'une façon brusque ; le
plus souvent elle est lente, insensible et ne se caractérise que
par l'atténuation ou l'aggravation des manifestations symptomatiques de la période d'état.

Elle peut se produire de trois façons diverses : par la guérison, la mort ou la démence.

1° *Guérison.* — C'est un mode de terminaison rare. En présence d'un confus chronique de longue date il ne faudra guère
y songer. C'est la terminaison ordinaire des cas très brefs de
confusion mentale chronique, c'est-à-dire de ceux qui ne sont
qu'une confusion mentale aiguë un peu prolongée. Mais quand
le sujet est de longue date plongé dans son hébétude, il n'a
aucune raison pour en sortir et la désagrégation lente de ses
cellules cérébrales le conduit au contraire tout doucement à la
démence.

Lorsque la guérison doit se produire, elle est parfois précédée
d'une petite période d'agitation. D'autres fois, au contraire, dans
les cas peu graves, elle se produit petit à petit, au jour le jour.

La confusion se fait moins marquée, l'indifférence émotionnelle devient moindre, l'automatisme diminue, la mémoire redevient normale, à part l'amnésie lacunaire ou crépusculaire de
l'accès qui peut persister. Les symptômes physiques disparaissent. La convalescence est très longue, et le plus souvent même
la guérison est très incomplète ; il reste des reliquats, entre
autres une diminution assez nette de l'intelligence ; on comprend facilement que des organes si profondément atteints ne
peuvent reprendre intégralement toute leur activité.

Parfois même la guérison n'est qu'apparente, c'est une
pseudo-guérison, et quelques semaines après le malade, après
cette rémission, retombe dans son hébétude.

2° *Mort*. — C'est une terminaison très rare ; un confus chronique en effet jouit le plus souvent de toute sa santé physique ; s'il est gâteux, il l'est psychiquement, et les troubles profonds de son psychisme ne peuvent être une cause de mort. Ces chroniques forment le fond des asiles et ne s'en vont qu'à la longue.

Dans certains cas pourtant ils meurent très rapidement ; c'est qu'un de leurs organes est lésé depuis longtemps, le cœur par exemple, le rein le plus souvent (le poison n'a fait qu'aggraver la lésion) ; mais ils sont enlevés alors par cette maladie chronique intercurrente. D'autres fois c'est une affection aiguë qui les emporte (congestion pulmonaire fréquente chez les vieux chroniques).

3° *Démence post-confusionnelle*. — C'est là la terminaison ordinaire. Elle s'établit progressivement, sans secousse, et il est difficile de lui assigner un début bien net. Dans la phase aiguë de la confusion mentale, le poison causal a agi et produit des troubles profonds ; à la période chronique ces troubles ont persisté, désagrégeant petit à petit les cellules cérébrales ; dans la démence post-confusionnelle, ce n'est plus un trouble, c'est une lésion définitive.

Tous les symptômes s'atténuent, excepté les physiques, qui augmentent ; la déchéance psychique est progressive, plus rapide dans certaines formes que dans d'autres.

La démence post-confusionnelle est une démence au même titre que la démence post-maniaque ou post-mélancolique. En tant que démence, elle est incurable et se termine fatalement, après une durée non limitée, par la mort. Elle peut être agitée ou apathique.

On peut la distinguer par ses allures un peu spéciales, mais surtout par la connaissance de la phase de confusion qui l'a précédée, des dégénérescences graves, des démences simples et organiques (paralysie générale en particulier). C'est une démence secondaire ; il est difficile de la différencier des autres démences secondaires, post-maniaques, post-mélancoliques, post-paranoïaques. Toutefois, de même que la période chronique de la confusion mentale portait encore le cachet de la phase aiguë, de même la démence post-confusionnelle possèdera certains signes un peu spéciaux, très peu marqués d'ailleurs. Un confus mental aigu est essentiellement différent d'un malade atteint d'une autre psychose aiguë; un confus mental chronique l'est beaucoup moins d'un malade atteint d'une autre psychose chronique; un dément post-confusionnel est un dément semblable aux autres. Nous ne nous attarderons donc pas à discuter les symptômes de cette démence; là n'est pas notre sujet, cette période de la confusion mentale ne faisant pas plus partie que l'accès aigu du début de la phase chronique qui nous occupe.

Nous allons donner nos observations en commençant par une confusion mentale, qui, devenue chronique, s'est transformée en délire systématisé secondaire. Cette observation sera suivie de cas de confusion mentale chronique, simple le plus souvent.

§ 5. Observations.

OBSERVATION II

In Thèse LAULY (1). Service de l'Isolement, de M. le professeur RÉGIS. Saint-André (Bordeaux).

Confusion mentale terminée par un délire systématisé secondaire.

SOMMAIRE. — Psychose post-puerpérale tardive ou de lactation (début dix-huit mois après l'accouchement). — Confusion mentale avec stupeur précédée d'un délire onirique hallucinatoire violent qui se continue par du délire de persécution avec tendance à la systématisation et à la chronicité. — Oligurie légère avec traces d'albumine et glycosurie passagères. — Transférée à l'asile des aliénées. — Amnésie lacunaire de la crise aiguë.

A. M..., femme T...., trente ans, ménagère.

On nous apprend que la malade que l'on amène au service de l'Isolement vient de nourrir son enfant pendant dix-huit mois.

Le 3 avril 1903, à quatre heures du matin, elle aurait eu une

─────────

(1) Lauly, *Dix cas de psychose post-puerpérale observés à Bordeaux*. Thèse de Bordeaux, 1904. Observation IV.

peur, et depuis ce moment-là, elle présente des troubles psychiques sous forme de peurs anxieuses. Son délire est composé d'hallucinations terrifiantes : elle prétend qu'on veut l'assassiner, tuer son mari et son enfant. La nuit surtout, elle crie à l'assassin, et, sous l'influence de ces terreurs, elle veut fuir et sauter par la fenêtre.

Elle entre le 8 au matin aux cellules et le soir même à l'Isolement.

Dans la nuit du 8 au 9, elle a encore des frayeurs. La nuit qui suit est un peu plus calme ; elle s'est levée cependant vers une heure du matin, sous l'influence de terreurs hallucinatoires, et a voulu se coucher dans le lit d'une voisine.

Dans la journée du 10, la malade tombe dans un état de confusion mentale avec stupeur. Elle a une attitude triste, l'air obtus, et répond difficilement aux questions qu'on lui pose. Elle mange cependant sans difficulté. Parfois elle cherche encore, inconsciemment, à se lever et à se cacher.

Langue légèrement saburrale. Violente céphalalgie localisée à la région frontale. Constipation opiniâtre depuis plusieurs jours.

Le volume des urines est d'environ 1100 grammes avec glucose et albumine. La malade a encore un peu de lait.

Traces sur le ventre d'une brûlure superficielle avec phlyctènes provenant d'un cataplasme trop chaud. Les battements du cœur sont faibles, le pouls est à 60. Légère hypothermie.

Interrogée, la malade n'a que des souvenirs vagues et confus de ce qui s'est passé ces derniers jours. La peur qu'elle a eue aurait été occasionnée, dit-elle, par un bruit qu'elle aurait entendu à sa porte. Elle a cru alors qu'on allait l'assassiner avec tous les siens. La malade ne peut fournir aucun renseignement sur l'origine de sa vésication abdominale, sur la façon dont elle est entrée à l'hôpital. Elle se plaint de violente céphalalgie ; sa tête est enserrée par une corde, dit-elle.

11 avril 1903 : On peut avoir des renseignements de la part du mari.

Antécédents héréditaires: Père vivant et bien portant, cinquante ans, pas buveur, aucun antécédent cérébral ou mental dans la famille. Mère, cinquante ans, bien portante, nerveuse, vive, sans avoir jamais eu cependant de crises de nerfs. Quatre grossesses sans troubles

cérébraux après l'accouchement et pendant la lactation. Pas d'antécédents cérébraux dans la famille. Quatre frères et sœurs, tous vivants
et en bonne santé.

Antécédents personnels : N'a jamais été malade étant jeune.

Réglée à quatorze ans. Bien réglée depuis.

A eu trois enfants. Le premier accouchement fut laborieux ; pas
de complications pendant la grossesse, pas de suites de couches pathologiques. Enfant mort de méningite.

Devenue enceinte une seconde fois, au moment où elle nourrissait
encore le premier enfant. Accouchement normal, s'est levée huit
jours après. L'enfant est mort à dix-sept mois ; elle a été très affectée de cette mort, sans qu'il y eût cependant chez elle un excès de
tristesse.

Un an après, elle est redevenue enceinte. Elle aurait eu des hémor-
ragies au troisième mois ; malgré cela la grossesse s'est très bien
passée, terminée par un accouchement à terme et normal. A toujours
nourri cet enfant, qui a actuellement dix-huit mois.

Histoire de la maladie : En janvier dernier, la malade a été surme-
née par une maladie de l'enfant, cependant vite rétabli. A partir de
ce moment là, elle a commencé à avoir de la céphalalgie. Le 3 avril,
au matin, quelqu'un en passant a frappé au volet de sa fenêtre ; elle
a alors raconté que c'étaient là des personnes qui avaient voulu
l'assassiner, à l'instigation d'une femme de la maison qui avait
essayé déjà d'exciter sa jalousie à l'égard de son mari ; comme elle était
levée à ce moment-là, elle s'est blottie dans un coin, prise de peur ;
le matin, en ouvrant la fenêtre, elle a aperçu deux hommes ivres
dans la rue, elle est alors entrée en plein délire, courant affolée partout.

Le jour elle était plus calme, mais la nuit, dès qu'elle s'assoupis-
sait, elle avait des hallucinations terrifiantes. Elle se réveillait en
sursaut, criant à l'assassin, croyant toujours voir des personnes
dans sa chambre. On l'a alors conduite à l'hôpital.

14 avril 1903 : La journée d'hier a été très calme. Elle a vu son
mari et l'a très bien accueilli. Elle conserve toujours une certaine
lenteur dans la parole ; peu active, on a été obligé de l'aider à
s'habiller. Elle prétend n'avoir eu aucun rêve.

En somme, ce qui domine actuellement, c'est l'obtusion, l'inertie physique et mentale. Elle ne sait pas où elle se trouve, ne se souvient pas quand son mari est venu la voir, ni combien de temps il est resté. Son masque est immobile, peu expressif, inerte. Langue saburrale. Pas de céphalalgie. Pas de bourdonnements. La nuit passée, elle se rappelle cependant avoir eu un cauchemar. Elle a vu, dit-elle, un grand cataclysme s'abattre sur la France.

24 avril : La malade va un peu mieux ; sa figure devient plus vive, ses yeux s'éclairent un peu. Elle est cependant généralement triste dans la journée, et dès qu'elle s'ennuie un peu trop, elle a des hallucinations de l'ouïe.

28 avril : La malade reste figée pendant longtemps dans la même attitude triste, ne bougeant plus la tête, les yeux fixés toujours sur le même objet ; elle ne s'intéresse aucunement à ce qui se passe autour d'elle, ne cause jamais avec ses voisines. Lorsqu'on lui parle, on note un retard appréciable dans ses réponses.

Grande confusion dans les idées. Elle dit bien qu'elle a été mariée et a eu trois enfants dont deux morts en bas-âge. Puis elle raconte qu'elle s'est mariée une seconde fois ; un moment après, elle n'a eu qu'un seul mari et elle prétend que c'est à l'hôpital qu'on a voulu lui faire croire qu'elle s'était mariée deux fois. Elle ne se souvient pas que son mari est venu la voir il y a quelques jours avec son petit garçon, qu'elle dit sûrement ne pas être le sien.

Elle a la nuit des hallucinations de l'ouïe ; mais ces voix ne lui parlent pas directement ; elles paraissent converser entre elles ; aussi la malade ne peut se rendre compte de ce qu'elles disent.

3 mai 1903 : La malade entend depuis quelques jours des voix qui lui disent que son mari s'est remarié depuis qu'elle est à l'hôpital. Elle, étant protestante, et son mari catholique, celui-ci, nous dit-elle, n'est pas lié par un acte non accompli dans sa religion. Et c'est de cela qu'il a profité pour se remarier.

Ces voix qu'elle entend lui viennent tantôt d'en haut, tantôt d'en bas ; souvent elle croit reconnaître les voix de ses voisines.

6 mai 1903 : L'état de confusion mentale persiste toujours. Elle n'a aucun souvenir de sa crise aiguë ; quelques souvenirs vagues de ce qui s'est passé depuis son arrivée à l'hôpital. La malade devient maus-

sade, répond avec un ennui manifeste aux questions qu'on lui pose, et prie qu'on la laisse tranquille.

11 mai : Hier, à la visite du dimanche, elle a eu un moment de crise d'excitation : elle a renversé sa table de nuit, défendant à l'infirmière et à la sœur de s'approcher d'elle, prétendant qu'elles étaient complices de son mari. Elle répond toujours de très mauvaise humeur, l'air en colère lorsqu'on lui parle.

13 mai : Elle s'est levée cette nuit, et n'a fait que se promener d'un lit à l'autre. Confusion mentale avec stupeur. La malade reste assise par terre, les yeux fixés sur le plancher, sans bouger, ni dire un mot, ne voulant répondre à aucune question.

15 mai : Elle parle un peu plus longuement, croit toujours son mari remarié avec l'infirmière du service. Elle dit que de son côté sa mère l'a remariée ces jours derniers avec un jeune homme blond, et ne pouvant assister elle-même à son propre mariage, sa mère a répondu pour elle. Elle commence à refuser de manger, et croit que depuis quelques jours la potion qu'elle prend affaiblit et paralyse ses membres.

Hallucinations de l'ouïe, psycho-motrices et psycho-sensorielles; elle entend qu'on lui parle tantôt de pensée à pensée, tantôt à demi-voix et même à voix haute.

En présence de cet état, elle est envoyée le 15 mai à l'asile de Picon.

Complément d'observation relevé à l'asile d'aliénées de Château-Picon.

18 mai 1903 : « J'ai eu trois enfants, l'une morte à treize mois de choléra infantile; l'autre, de convulsions à dix-huit mois; le troisième est mort à dix-sept mois, je ne sais pas de quoi, parce que j'ai été à ce moment portée à l'hôpital. J'avais des tournements de tête, comme des éblouissements, comme si j'avais été folle. Je suis restée long-temps sans reprendre connaissance; je voyais quelque chose tourner sans cesse devant mes yeux. Je ne peux pas vous préciser l'époque à laquelle tout cela s'est passé. J'étais comme dans un sommeil léthargique. Il me semble que c'était en février. On mettait du poison dans mes aliments. Certaines personnes voulaient me paralyser. Une religieuse me magnétisait. Dans la maison, j'entendais parler de moi. Le

mal que l'on disait de moi, cela vient sans doute de mon premier
mari, qui s'est remarié avec une catholique. Je ne crois pas avoir fait
de mal pour mériter ce que l'on me fait. Je n'ai rien vu que par mon
idée. J'ai vu des ombres noires, mais je crois qu'elles étaient occa-
sionnées par l'électricité ».

Urines : sucre, pas d'albumine.

19 mai : Elle voit des vêtements de malade et prétend que tout
est à elle ; elle refuse de se purger et voudrait prendre son jupon et
se lever.

« Je n'ai plus de mari ; je suis et resterai protestante. Mon mari n'a
pas qu'une femme, il en a plusieurs. J'ai entendu dire que mon père
et ma mère étaient morts ; qu'ils étaient ressuscités. J'entends des
sortes de voix, peut-être qu'elles m'ont dit la vérité. On m'a magnéti-
sée pour me faire perdre un peu plus la raison ».

Aspect physique : taille plutôt petite ; pas amaigrie, pommettes
colorées, pas d'anémie, visage mélancolique.

Système circulatoire : pouls régulier, tension faible. Cœur un peu
mou. Premier bruit prolongé, pointe difficile à localiser.

Vaisseaux normaux, souples.

Système respiratoire : rien d'anormal.

Système digestif : langue sale. Dentition mauvaise ; mange peu.

27 mai 1903 : « Ceux qui m'ont mise ici ont intérêt à le faire ; je ne
veux voir personne. Je veux rester ici jusqu'à ce qu'on vienne me
réclamer ».

Règles.

30 mai : « Je ne suis pas malade, je connais ce que j'ai ».

D. Vous mangez bien ? — R. Quand on m'en porte. Vous savez
mieux que moi ce qui se passe. Tous les jours c'est pareil, je n'ai rien
à vous dire ni à vous expliquer.

18 juin : « Je veux manger comme tout le monde, seulement je ne
veux pas que l'on me donne des choses empoisonnées ».

4 juillet : A pleuré hier : « Dans ce que j'ai mangé hier, il y avait
un peu de fumée ou de cendre. Je vous le dis pour que vous cher-
chiez qui l'a fait ».

7 juillet : « Je ne veux pas voir mon enfant. Ceux qui me promè-
nent doivent savoir où nous allons ».

13 juillet : Refuse d'aller à la selle ; ne veut pas uriner. Sous des menaces de cathétérisme, elle consent à uriner.

19 juillet : S'adressant à l'infirmière : « Vous avez pris mon cœur pour le mettre dans la cervelle ».

26 juillet : A très mal reçu son mari et son enfant. Elle dit que ce n'est pas son enfant, qu'on l'a changé.

Etat physique très bon. Se nourrit très bien.

24 novembre : La malade est triste, pleure : « Pourquoi me change-t-on tous les jours le manger ; aujourd'hui, c'est celui de l'un, demain c'est celui de l'autre. L'Angleterre est assez grande pour venir me réclamer sans vous ».

4 janvier 1904 : A reçu la visite de son mari, à qui elle a demandé des nouvelles de son enfant.

28 janvier : Actuellement, la malade a encore une teinte de confusion mentale qui estompe un peu les idées délirantes de persécution, les idées de satisfaction ; cependant les idées sont moins incohérentes qu'au début. Toujours même attitude de défense, de réserve. La malade est réticente comme par le passé.

« Ce monsieur (elle désigne le médecin-chef) a intérêt à me suivre, et vous, vous étiez ensemble, vous devez le savoir. Puisque je ne suis pas pour lui ».

Note due à l'obligeance de M. le Dr Jacquin, médecin de l'asile d'aliénées de Château-Picon.

18 décembre 1906 : La malade se trouve toujours à l'asile.

Son délire systématisé persiste ; vagues idées mégalomaniaques.

Le fond de confusion est encore appréciable ; mais l'affaiblissement intellectuel est non douteux, avec tendance à la démence.

OBSERVATION III (personnelle).

Service de l'Isolement de M. le professeur RÉGIS. Saint-André (Bordeaux).

Confusion mentale chronique post-paludique. Etat stationnaire.

Jean B..., 28 ans, garçon boulanger. Entré le 3 février 1906. Repris par sa famille, le 8 juin 1906.

I. COMMÉMORATIFS. — 1° *Antécédents héréditaires* : Le père, cultivateur, 51 ans, n'a jamais été malade ; il ne boit guère qu'un peu de vin ; il a eu ce fils à 26 ans.

La mère, 46 ans, jamais malade non plus. A eu quatre enfants, dont B... est l'aîné ; une fausse couche avant le second.

Grand-père paternel mort d'accident à 84 ans.

Grand' mère paternelle morte à 72 ans de hernie étranglée.

Grand-père maternel bonne santé, encore vivant, 76 ans.

Grand' mère maternelle est restée pendant sept ans dans un asile d'aliénées pour délire de persécution, et y est morte.

Une grand' tante maternelle serait idiote.

Une tante maternelle a eu un accès de folie d'un mois de durée, à l'âge de 16 ans ; un second, à 32 ans, à la suite de la mort de son mari. A fait ainsi deux séjours à l'hôpital de Périgueux. Délire mystique probablement.

La sœur cadette de B..., couturière, jouit d'une bonne santé ; ses réponses toutefois sont peu claires et son état mental paraît légèrement inférieur à la moyenne.

Le troisième enfant de la famille, un garçon, est actuellement soldat à Lyon.

Le plus jeune, âgé de 14 ans, n'a jamais été malade ; sa conduite serait un peu déréglée.

2° *Antécédents du malade* : B... a marché et commencé à parler très normalement. Pas de maladies dans la première enfance.

A 9 ans, influenza et pneumonie. Pendant cette dernière maladie, délire ; on était obligé de le tenir au lit ; il se levait, criait, chantait, sifflait.

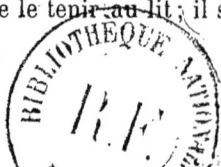

Il a été à l'école où il fut un élève très studieux. Certificat d'études primaires à 12 ans ; mais, très turbulent, se battait avec ses camarades et manifestait déjà un caractère autoritaire.

A treize ans, mis en apprentissage chez un boulanger, bon ouvrier, a appris en quatre mois ce que beaucoup n'apprennent qu'en dix-huit mois.

C'était un garçon très gai et connu pour ses qualités de boute-entrain. Il suivait tous les bals, riait très facilement et s'amusait beaucoup.

Pas d'excès d'alcool, de tabac ou de Vénus.

Avant de partir au service militaire, il fait la connaissance à X... de la fille de son patron. Cette jeune fille, qu'il aimait beaucoup, se marie néanmoins avec un autre jeune homme pendant le séjour de B... au régiment.

Le 29 novembre 1898, il part soldat en Algérie. Versé dans la section des commis-ouvriers, il a été ordonnance d'un commandant. C'était un excellent soldat, n'ayant jamais eu une minute de punition. Son commandant voulait même le faire rengager.

Au bout de seize mois de séjour, c'est-à-dire en avril 1900, il part en colonne dans le Sud Algérien pour faire campagne contre les Marocains. Sur 24 soldats, 9 sont morts. B... couche deux jours dans des marais et contracte son premier accès de fièvre. On le transporte à l'hôpital de Gardaia et il y reste 30 jours. Il a plusieurs accès de fièvre successifs, sans qu'on puisse en déterminer le nombre, mais bien caractéristiques, avec frisson, chaleur et sueur.

Durant ces accès, il perdait même connaissance. Transporté à Alger, à l'hôpital du Dey, il y reste plus d'un mois encore.

Malgré l'intérêt qu'il y aurait à connaître son état mental à ce moment là, on ne peut être renseigné.

Le malade étant très affaibli est envoyé, en janvier 1901, en congé de convalescence de deux mois.

Il arrive chez lui très fatigué, méconnaissable, les cheveux et la barbe rougeâtres, le teint terreux, dans un état de cachexie extrême. Huit ou dix jours après son arrivée, un accès de fièvre le reprend. Pendant deux jours on ne peut le tenir au lit ; il est obligé de se lever, a du délire et raconte tout ce qu'il a vu en Afrique. L'accès dure huit jours.

On le fait alors entrer (février 1901) à l'hôpital de Périgueux, où il n'a pas de nouvel accès. Il va passer ensuite une convalescence dans sa famille sans incident et termine son temps de service, soit deux mois, à Limoges.

Son caractère avait beaucoup changé; B... était pensif, et parlait souvent seul, mais restait très travailleur.

Il est très affecté par une perte d'argent que fait son père (la fortune de sa famille est en effet absolument dissipée par la fuite d'un notaire).

Il reprend son métier de boulanger à Bordeaux, ne change pas de patron, n'a pas de camarades et vit très à part.

Pas d'excès alcoolique ou vénérien; pas de nouvelles crises de paludisme.

Il y a deux ans environ, à la suite de la mort de son grand-père, il est arrivé subitement à Périgueux et s'est mis à faire des reproches immérités à ses parents; il pleure, donne des coups de poing sur la table, parle seul.

Il y a 15 mois, nouveaux reproches à ses parents par lettre.

Au mois de juillet 1905, contracte une blennorrhagie, veut se soigner lui-même, prend des médicaments, achète des livres, mais est obligé, par suite d'une orchite droite, de se faire soigner à l'hôpital Saint-Jean pendant un mois. Extrêmement affecté par cette chaude-pisse, il est plus sombre et se tourmente sans cesse.

Le 1er janvier 1906, il s'habille correctement et fait à son propriétaire une visite très cérémonieuse; il parla peu, fut très correct, alors que d'ordinaire il était très libre avec ce monsieur.

Il accusait assez rarement de la céphalée mais avait un peu d'insomnie.

3° *Histoire de la maladie.* — Le 8 janvier 1906, il envoie à son père et à sa sœur une lettre incompréhensible de renseignements n'ayant ni tête ni queue, leur disant qu'il avait lu sur les journaux des articles le concernant. Il croyait aussi que le père de la jeune fille qu'il avait aimée prenait des renseignements inquiétants sur la situation de sa famille, ce qui était d'ailleurs en partie exact.

B... avait l'habitude de prendre ses repas chez « la mère des boulangers »; il y était très calme. Le 1er février 1906, un jeudi, il demande plusieurs plats qu'il refuse une fois apportés. « La mère » (c'est ainsi qu'on appelle la placeuse des ouvriers boulangers), voyant qu'il n'est pas content, lui tourne le dos et revient à la cuisine. Il la poursuit, et, comme il ne peut l'atteindre, s'arrête et se met à rire.

Il revient très agité chez lui et dort mal. Le lendemain, vendredi 2 février 1906, au sortir de sa chambre, les yeux hagards, il prononce des paroles inintelligibles. Le soir, il ne veut pas manger ; il rejette la soupe qu'on lui donne et se frappe la poitrine en disant : « Il y a du cœur là ».

La nuit, il se lève souvent. Le samedi matin, il a un accès de fièvre paludéenne typique avec frisson, chaleur, sueur. Son propriétaire, qui a été aux colonies, a très bien reconnu un accès caractéristique ; le samedi matin 3 février, sa sœur arrive, il ne la reconnaît pas et lui dit : « Reste ici avec le bon Dieu ». On prend une voiture où il ne veut pas monter et on le mène à l'hôpital Saint-André, service de l'isolement ; il croit entrer à l'hôpital de Gardaia.

Il a une forte fièvre, est très agité, se remue dans son lit et semble gémir. Le lendemain, il est plus calme et reste ainsi plusieurs jours tranquille, comprenant très difficilement et répétant à plusieurs reprises qu'il veut aller travailler.

II. EXAMEN DU MALADE (16 février 1906) : 1° *Inspection*. — B... est levé ; la plupart du temps il s'assied sur une chaise, les deux mains dans les poches, les deux jambes croisées ; un des pieds se balance mollement, lentement. La figure légèrement fatiguée, abattue, les yeux clignotant fréquemment vers le plancher, les lèvres restent immobiles et le malade paraît attristé sans toutefois qu'il y ait sur son masque ni douleur, ni anxiété. Mais, tout d'un coup, sans que rien autour de lui puisse expliquer ce changement d'attitude, les yeux deviennent plus vifs, se tournent vers un point imaginaire ; le front se plisse et les lèvres sourient. D'autres fois, le regard devient dur, énergique sans but, puis, au bout de quelques secondes, B... retombe dans son assoupissement.

Il lui arrive de porter la main à sa tête comme s'il souffrait ; il se caresse les cheveux négligemment.

En général, il ne parle pas, mais il peut bien se faire que, poursuivant son imagination dans son nuage, il prononce quelques paroles inarticulées, inintelligibles qui le font rire ; et c'est tout.

Rarement il marche, sans but déterminé, mais il préfère demeurer assis.

2° *Signes des infirmités psychiques :* Pas de signe de dégénérescence tant au point de vue psychique que physique ; jusqu'à ces derniers temps, c'était un être très ordinaire.

Quant aux stigmates de déchéance, c'est incontestablement un sujet actuellement très affaibli à tous les points de vue, mais comme il se peut que cet état ne soit que transitoire, ces troubles seront beaucoup mieux à leur place dans l'étude des signes psychiques.

3° *Signes des maladies psychiques : Troubles de l'idéation.* — Parmi les troubles de l'idéation, et en première ligne chez B..., nous devons citer la torpeur cérébrale. Depuis quelque temps déjà, comme on l'a vu dans l'histoire de la maladie, son intelligence s'est alourdie, mais actuellement il reste dans l'inaction psychique la plus complète. Il se trouve dans un état intermédiaire entre la torpeur cérébrale légère et la stupidité.

La lenteur des opérations psychiques est énorme. Ainsi, le 15 février, premier jour où nous avons examiné le malade, si on lui posait la question simple : « Comment vous appelez-vous ? », il restait quatre secondes sans qu'aucun signe sur son visage fît comprendre qu'il avait entendu. Au bout de ce temps, les lèvres commencent à remuer, à faire une moue qui fait remonter les moustaches ; il porte la main à sa tête, comme pour donner un coup de fouet à son intelligence, et enfin, au bout de six secondes, parvient la réponse : « B... ».

On voit que le retard de l'équation personnelle est énorme ; mais, si l'on fait semblant de ne pas avoir entendu et qu'on le prie de répéter, c'est peine inutile, le mutisme est parfois complet.

D'autres fois, nulle réaction ne se produit sur son visage à l'appel de son nom, et il faut le secouer plusieurs fois pour qu'il se décide à répondre.

Depuis que nous sommes en train d'écrire ces lignes, depuis une demi-heure environ, le malade tient entre ses mains un morceau de papier écrit qu'il a trouvé sur la table.

Il le lit, ou plus exactement le regarde, le retourne, le regarde à nouveau sans détourner les yeux, fait quelques hochements de tête, bâille, réfléchit profondément, marmotte entre ses dents quelques mots inintelligibles, mais ne comprend pas; et, si on lui demande ce qu'il a lu, il n'en sait absolument rien, il est ailleurs.

Cette lenteur cérébrale varie d'un instant à l'autre. Si on secoue le malade, si plusieurs fois de suite on attire son attention, sans lui permettre de retomber dans son inaction psychique ou plus exactement dans son état second, il répondra plus vite. Si, au contraire, on lui parle lentement à l'oreille, quelques réactions sur son visage prouveront bien qu'il a perçu une excitation, mais il ne répondra pas.

Il peut se faire que la réaction soit plus lente, qu'on ait eu le temps de lui poser plusieurs questions sans qu'il ait répondu à la première.

Avec sa torpeur cérébrale, existe un état assez net d'obtusion et de confusion d'esprit.

Si on lui demande d'aider à faire quelque chose, en lui disant et en lui montrant ce qu'il faut accomplir, il reste debout devant l'ouvrage, sans comprendre.

Dans ses appréciations (il en a peu, il est vrai), dans ses sensations, c'est un vrai chaos. Il n'a pourtant pas de désorientation; ainsi, il sait très bien qu'il est à l'hôpital et qu'il y est pour se soigner. Mais, à côté de cela, il appelle le chef de service, M. le professeur Régis : « Monsieur le Directeur ». Et, si on le questionne, si on lui demande : « Directeur de quoi ? », il lui est impossible de trouver le complément de sa phrase.

Parfois il comprend très bien, on voit une lueur se produire. Ainsi, hier, l'infirmier parlait de tabac et disait, sans s'adresser à B..., qu'il fallait qu'il aille en acheter. Le malade, sans rien lui dire, prend son tabac et son papier à cigarettes, et le tend à l'infirmier; mais cet indice d'une intelligence non éteinte, mais lointaine, ne dure pas.

Quelle que soit la question posée, la réponse est toujours incohérente, sans signification, accompagnée de gros soupirs, comme si, malgré tous ses efforts, le sujet ne pouvait arriver à rassembler ses idées pour exprimer ce qu'il voudrait.

Outre cette obnubilation, nous trouvons de l'amnésie. Cette amnésie ne porte pas sur les faits anciens; le malade sait très bien de quoi est mort son grand-père, en quelle année il était en Algérie, mais quand on se rapproche de l'époque actuelle, tout devient plus vague.

Ainsi il ne se souvient pas du nom de son dernier patron, mais si on se met à dire devant lui un détail bizarre, mais exact, à savoir que, dans cette maison, le cheval passait dans le corridor, il se retourne et dit : « Ah ! oui, c'est vrai, il passait dans le couloir ».

Ce n'est donc pas une amnésie rétrograde lacunaire ; elle est un peu crépusculaire.

Mais il présente quelque chose de bien plus caractéristique : c'est de l'amnésie de fixation.

Si on lui parle de son séjour en Algérie par exemple, qu'on laisse écouler quelques instants et qu'on lui demande à nouveau ce dont on vient de causer, il cherche, mais ne trouve pas. On lui présente un monsieur, on lui dit : C'est monsieur un tel, vous entendez bien, monsieur un tel, retenez-le bien ». Au bout de trois secondes, il défigure déjà le nom ; au bout de huit secondes, il ne s'en souvient plus.

Si on lui commande de faire quelque chose, il le fera très bien sans se faire prier. Il nous est arrivé très souvent de lui demander : « Comment allez-vous ? — Ça va bien. — Pourquoi ça va bien ? — Ça va bien parce que ça va mal ». Il répondait ainsi tout naturellement, sans que ce fût voulu très probablement, par association des deux mots contraires, bien et mal.

Le malade garde peu longtemps la même attitude quand on le laisse en repos ; il n'a pas de stéréotypies du langage, de la marche, de l'écriture, des actes ; pas de stéréotypies d'attitudes.

Il est pourtant assez suggestible et garde un peu les attitudes qu'on lui donne. Comme un cataleptique, ses membres sont cireux ; on élève sa main dans la position du serment, on rabaisse le petit doigt, on plie l'autre main, on baisse sa tête, peu importe, il garde ces attitudes pendant très longtemps, et, si on lui demande pourquoi, il n'en sait rien. Quand on lui donne une position particulière, celle de la prière par exemple, sa figure ne trahit pas son attitude, c'est-à-dire qu'il garde son même facies calme.

Troubles des perceptions. — Il existe du côté des perceptions une diminution parallèle à celle de l'intelligence ; il n'y a pas de réactions rapides et les excitations arrivent lentement.

Troubles de la conscience. — La conscience personnelle paraît assez intacte, le malade sait assez bien qui il est, son métier, et ce qu'il fait à l'hôpital.

Troubles de l'activité générale. — Si son activité psychique supérieure se trouve émoussée, il en va tout autrement de son activité sous-consciente. Il présente, en effet, un peu de délire onirique. Ce délire ne naît pas la nuit plus spécialement que le jour, car il se prolonge sans interruption pendant la journée.

Si on observe un moment le malade, sans qu'il s'en doute, on le verra tout d'un coup remuer les lèvres, marmotter quelques paroles inintelligibles, secouer les épaules, sourire parfois, puis retomber dans son inertie. Il ne se lèvera pas, vivra très imparfaitement son rêve imparfait, qui, non hallucinatoire n'en existe pas moins.

Il sourit fréquemment ; le rire bruyant n'existe pas chez lui. La parole est un peu lente, comme à regret, sans troubles appréciables.

L'écriture est bonne, non tremblée ainsi qu'on peut s'en rendre compte par une lettre qu'il écrivait à son entrée dans le service; actuellement, il serait incapable d'en écrire autant, ses idées n'étant plus aussi nettes.

Le malade se masturbe fréquemment; on l'a surpris dans son lit ou aux cabinets plusieurs fois.

4° *Examen physique.* — Sensibilité générale et motilité conservées. Pas d'accès convulsifs.

Réflexes pharyngien et cornéen existent.

Réflexes tendineux très notablement exagérés, en particulier le réflexe rotulien et le réflexe achilléen.

Pas de trépidation épileptoïde du pied; hypertonus musculaire.

Les réflexes cutanés, abdominaux, testiculaires sont normaux.

Réflexes oculaires à la lumière, à l'accommodation très lents.

Pas d'inégalité pupillaire.

Le malade dort assez bien, ne se plaint pas de la tête mais y porte souvent les mains, semblant dire que là siège la cause de son retard d'esprit.

Pas de troubles des fonctions organiques; à l'observation des organes génitaux, on ne trouve plus d'écoulement. A la palpation des testicules, on trouve une atrophie légère du testicule droit, avec induration du scrotum. Par contre, il paraît exister un certain degré d'hydrocèle dans la bourse gauche.

Pas de fièvre.

Pouls varie entre 70 et 80.

Quant à l'urine, qu'il serait très utile d'examiner à fond, on ne peut amener B... à uriner dans un bocal pendant vingt-quatre heures, ce qui empêche d'avoir la quantité totale. Malgré cela, elles sont diminuées de quantité.

Pour la qualité, il faut noter de la phosphaturie.

22 février 1906 : Depuis le 16 février, selon le jour, l'équation personnelle a été plus ou moins retardée, et on ne peut dire que l'état se soit amélioré ; il est au contraire très stationnaire.

26 février : Le retard de l'équation personnelle augmente beaucoup ; B... parle de moins en moins ; pendant la nuit, il esquisse le coït sur le bord de son lit, pendant une demi-heure au moins, en poussant des cris.

Le premier mouvement, traduisant qu'il a compris la question, ne se produit que douze secondes après la question ; les mouvements augmentent seize secondes après, et la réponse ne parvient qu'au bout de vingt-cinq secondes. Le pouls est à 72, petit d'amplitude et mou.

2 mars : L'obtusion est encore augmentée ; malgré les questions, pas de réponse. Le pouls est à 64, fort et plein.

3 mars : Temps de réaction beaucoup moins long. Le premier mouvement se produit quatre secondes après l'excitation, la réponse dix secondes après.

Les attitudes cataleptoïdes existent encore un peu, mais ce n'est plus de la flexibilité cireuse, les membres sont durs, un peu contractés, et les attitudes sont mal gardées.

6 mars : Quinze secondes de retard.

10 mars : Le réveil des facultés se fait un peu chez B... Il présente presque constamment le fait caractéristique de ne répondre qu'à la seconde excitation. C'est ainsi que, si on lui pose une question simple, sa mimique très expressive prouve, au bout d'un nombre de secondes variables, que l'excitation est parvenue au cerveau.

S'il est assis, il se lève, remue les lèvres comme s'il marmottait, cligne des yeux, plisse le front, puis, c'est tout. Si l'on attend un certain temps avant de lui reposer la même question, ce sera de même; mais, si on la lui repose avant que le stimulus de la première ait disparu, cette nouvelle excitation produit le déclanchement, et la réponse parvient aussitôt.

Le retard de l'équation personnelle est énorme encore pour la première question.

Si on lui dit de faire quelque chose, s'asseoir par exemple, il le fait rapidement, sans grand retard.

L'amnésie de fixation paraît également diminuer ; au bout d'une minute, il se souvient encore du nom du monsieur qu'on vient de lui présenter.

Les attitudes cataleptoïdes ont diminué ; il faut vaincre une résistance pour lever son bras par exemple, et il ne le laisse qu'un temps très court dans cette position.

Il s'est amusé ces jours derniers, tout seul, à faire un peu de gymnastique sur une chaise, et un peu de chausson. Si on lui commande de le refaire, il hésite, sourit, secoue la tête, plisse le front comme pour exprimer que c'est difficile, puis il s'y résoud en décomposant lentement tous les mouvements.

On lui fait un peu de psychothérapie pour le rééduquer.

12 mars : On est obligé de le faire lever, et de le forcer à prendre son bouillon ; il n'a pas seulement pu aider à faire son lit.

L'infirmier chantonnant devant lui, il a repris tout seul le refrain et a fredonné des airs du régiment.

Mais, à un moment, la mémoire ne lui revient pas ; il se frappe le front, et son jeu de physionomie dénote de la contrariété en même temps que de l'impatience: l'infirmier lui ayant chanté un autre air de sonnerie, et lui ayant dit de le répéter, il n'a pu le faire, s'est gratté la tête, et a fredonné un autre air.

25 mars 1906 : Etat stationnaire, paraît avoir un peu maigri ; s'occupe dans la salle aux menues besognes qu'on lui fait faire.

2 avril : Il y a dans la salle de l'isolement où se trouve notre malade un autre malade, atteint de chorée ; ses gestes et son immobilité ont été remarqués par B... qui les imite pendant quelques ins-

tants ; puis, si on lui demande s'il va mieux, il dit qu'il n'est pas encore tout à fait d'aplomb.

7 avril 1906 : Au point de vue pulmonaire, B... a maigri depuis un certain temps ; il tousse peu, ne crache pas.

Submatité dans les deux fosses sus-épineuses en arrière.

Inspiration saccadée : l'expiration ne s'entend pas.

On commence de la suralimentation qui réussit très bien puisqu'au bout de quelque temps il a augmenté de poids.

13 avril : Les réponses arrivent plus vite que précédemment. Elles sont très nettes. B... cause relativement bien, se lève et fait lui-même le nettoyage de la salle.

17 avril : Refuse de manger ; n'a pris que deux bols de lait dans la journée.

19 avril : A causé beaucoup ; il veut qu'on lui amène les personnes à qui il a fait du mal ; il veut les voir en face et il veut partir.

20 avril : Refuse tout médicament, reste au lit, demande à sortir pour aller se faire soigner ailleurs, avec les 500 francs d'économies qu'il a. Le soir, il demande des œufs, et, dès qu'ils lui sont apportés, il les donne à son voisin. La nuit, il est très agité ; se lève huit à dix fois par jour pour aller prendre l'air et s'inquiète d'être surveillé.

21 avril : A trois heures de l'après-midi, se lève, s'habille, fait des gestes de menaces pour s'en aller. Mis en cellule, il refuse de manger. Dans la nuit, il retombe dans sa torpeur ancienne.

25 avril : Refuse de manger, pour ne pas, selon son expression « faire grenier dans son ventre ».

29 avril : Mange beaucoup, répète sans cesse : « Puisqu'il faut manger, mangeons ». Entre les repas, parle seul et dit par exemple : « Oui, c'est bien, je le savais, mais cela reviendra. Enfin, hum ! »

Nous avons déjà signalé qu'il y avait à côté de lui, dans la salle, un malade atteint de chorée héréditaire de Huntington, dont les mouvements choréiques multiples ont attiré l'attention de B... ; au bout de quelques jours, quand on ne fait pas attention à lui, il se met à imiter son voisin, et on le voit se livrer à toutes sortes de contorsions des bras et de la tête, accompagnées d'un petit sourire ; si on le regarde, il continue un moment, puis s'arrête. Ces mouvements choréiques d'imitation reviennent fréquemment dans la journée.

30 avril : Journée très calme. B... parle convenablement, mais toujours avec un retard appréciable. Ses réponses sont en outre brèves, il doute toujours et semble vouloir retirer ce qu'il vient de dire, quand il a parlé.

6 mai : Il reste au lit, inactif, presque toute la journée ; quand on lui cause, il comprend assez rapidement ce qu'on lui dit, le prouve par un mouvement de tête ou une moue caractéristique, mais répond lentement, à mi-voix, toujours comme s'il avait peur de se tromper.

22 mai : Semble sorti légèrement de sa torpeur. Cause souvent, lit des journaux illustrés. Il rit aussi fréquemment. A plusieurs moments, dans la journée, il sourit même tout seul ; si on lui parle, il hoche la tête plusieurs fois, regarde successivement le plafond, le plancher, et se met à rire en prononçant des paroles inintelligibles.

Interrogé sur la cause de son rire, il ne donne que des explications qui n'apportent aucun éclaircissement : « Je ris parce que je ris ».

Sa lucidité toutefois n'est pas aussi grande qu'on pourrait le croire. Il ne se souvient plus du nom de l'infirmier, puis au bout d'un moment il le dit : « Eh ! Armand pardi ! » Puis il ajoute en riant : « L'art ment souvent ». Cette phrase forme un jeu de mots.

23 mai : A été agité toute la nuit, se levait à plusieurs reprises en chemise et voulait aller voir les femmes. On l'a calmé facilement et ce matin il se promène, essaie de faire de la gymnastique.

Son père, qui est venu le voir, l'a emmené à la caisse d'épargne ; il s'est très bien laissé faire, et, quand il a vu qu'on voulait retirer de l'argent qu'il avait sur son livret, il n'y a rien trouvé d'extraordinaire ; il a très bien signé, sans difficulté. A la seconde caisse, il a fallu qu'il mît son prénom Jean devant son nom, il a demandé pourquoi, puis s'est exécuté et s'est laissé reconduire tranquillement à l'hôpital.

Examen des urines : Quantité 1.400 grammes environ.

Densité faible.

Urée 14 grammes en moyenne par litre.

Acide phosphorique diminué.

Chlorurie augmente depuis quelque temps ; parfois, traces légères d'albumine.

8 juin : Ce matin, à sept heures, B... s'est échappé de l'hôpital en costume d'intérieur. Il est allé directement chez son propriétaire où il avait sa chambre, et il lui a réclamé sa malle pour s'en aller.

Ce Monsieur l'a engagé à revenir à Saint-André, mais il ne voulait rien savoir. On l'a alors accompagné à un jardin de la ville où deux agents l'ont prié de rentrer ; il s'est laissé reconduire sans difficulté.

En arrivant à l'Isolement, il s'est montré plus furieux, demandait pourquoi on le tenait ainsi enfermé, expliquait qu'il n'avait fait de mal à personne. On l'a immobilisé sur un lit, et, en le questionnant doucement, nous avons pu le calmer et lui faire raconter sa petite escapade. Il a ajouté qu'il voulait s'en aller.

18 juin : B... est plus agité depuis quelques jours, ne faisant aucun progrès au point de vue psychique ; sa confusion étant à peu près la même, le grand air serait peut-être préférable pour lui. Sa catatonie paraît entièrement disparue.

Sa famille venant le réclamer, il part chez lui et on fait ainsi un essai de sortie.

20 juin : B... une fois sorti de l'hôpital, est parti avec sa famille. Dans l'après-midi, le père et la mère étant entrés dans un magasin, leur fils, les attendant à la porte, a profité de cet instant d'inattention, a filé et ils l'ont recherché toute la soirée.

Le lendemain 19, on l'a retrouvé entouré de trois agents de ville qui le prenaient pour un simulateur. Le père et la mère l'ont emmené avec eux en Dordogne.

3 juillet 1906 : Au bout de quelques jours, l'excitation est reparue, paraît-il, plus forte ; il devenait violent, et le docteur qui envoie ces renseignements estime qu'il va falloir le placer dans un établissement d'aliénés.

Décembre 1906 : Nous n'avons pu savoir ce que B... était devenu ; sa famille a en effet quitté la Dordogne et elle ne nous a pas répondu ; son ancien propriétaire ignore lui-même où il est ; il croit toutefois qu'il s'est échappé de chez lui et que sa famille ne connaît pas sa nouvelle résidence.

Nous allons donner à présent deux examens de sang pratiqués chez B... à deux stades différents de sa maladie.

Ces examens ont été faits dans le laboratoire des cliniques de l'hôpital Saint-André, comme d'ailleurs tous ceux que nous citerons ultérieurement, par M. le professeur agrégé Sabrazès et nous-même.

Premier examen le 6 avril 1906. — Le malade est à jeun, il a pris hier soir une potion contenant 1 gramme de bromure de potassium et 1 gramme d'hydrate de chloral.

Les piqûres saignent très mal ; on ne peut en obtenir qu'un nombre très limité de gouttes.

Temps de coagulation (procédé Sabrazès) = 3 minutes (3 fois plus accéléré qu'à l'état normal).

Hémoglobine (Fleischl) = 120 (à noter que le malade est pâle et presque syncopal quand on recueille le sang).

Rétraction du caillot (procédé Sabrazès) précoce ; sérum exsudé peu coloré.

Globules rouges = 5.437.400 par millimètre cube ; pas d'inégalité notable des hématies.

Globules blancs = 6.848 par millimètre cube.

Variétés des globules blancs :

Leucocytes polynucléés neutrophiles. .	64,33 p. 100 soit 4.405		par millimètre cube.
Lymphocytes.	24,45	— soit 1.674	—
Grands mononucléés	7,5	— soit 513,6	—
Eosinophiles.	2,3	— soit 157,5	—
Mastzellen	0,9	— soit 61,6	—
Formes de transition	0,4	— soit 27,3	—

Plaquettes sanguines = 76.002 par millimètre cube.

On ne réussit pas à voir d'hématozoaires, ni de leucocytes mélanifères.

Pas de polychromatiques ; pas d'hématies à granulations basophiles.

Pas de réaction iodophile.

Valeur globulaire = 1,08.

Deuxième examen le 14 mai 1906. — Les piqûres ne saignent pas très bien.

Temps de coagulation = 7 minutes 5.

Hémoglobine = 105.

Globules rouges = 5.369.200 par millimètre cube.

Globules blancs = 2.480 par millimètre cube.

Plaquettes sanguines = 134.912 par millimètre cube.

Variétés des globules blancs :

Leucocytes polynucléés neutrophiles. .	62,50 p. 100	soit 1.550	par millimètre cube.
Grands mononucléés	12	— soit 297,6	—
Lymphocytes	17,5	— soit 434	—
Eosinophiles.	5,5	— soit 136,4	—
Mastzellen	0,65	— soit 16,1	—
Formes de transition	0,45	— soit 11,1	—

Valeur globulaire = 0,97.

Pas de réaction iodophile.

Pas d'hématies à granulations basophiles.

Pas de globules rouges nucléés.

Rétraction du caillot précoce ; sérum exsudé paraît plus coloré que normalement.

Conclusion de ces deux examens de sang.

Dans le premier examen, il y avait amélioration du temps de coagulation, avec rétraction du caillot précoce.

Exagération du taux de l'hémoglobine avec hyperglobulie.

Pas d'hyperleucocytose et formule leucocytaire normale.

Dans le second examen, on a trouvé :

Accélération bien moins marquée dans le temps de coagulation.

Rétraction du caillot précoce avec sérum plus coloré.

Moins d'hyperchromie et hyperglobulie.

Plus de plaquettes.

Valeur globulaire un peu plus basse que dans le premier examen.

Dans la formule leucocytaire, relèvement des grands mononucléés et des éosinophiles.

Ces deux examens donnent l'impression de quelqu'un qui est infecté, avec hyperglobulie peut-être de stase.

La seconde formule indique une amélioration des phénomènes toxi-infectieux (relèvement des éosinophiles).

OBSERVATION IV

In thèse LAULY (2). Service de l'Isolement de M. le professeur RÉGIS
(Hôpital Saint-André).

Confusion mentale chronique non délirante.

SOMMAIRE. — Débilité mentale. — Goître. — Psychose post-puerpérale tardive ou de
la lactation (début trois mois et demi après l'accouchement). — Confusion mentale
aiguë avec délire onirique hallucinatoire intense et agitation violente. — Transférée
à l'asile d'aliénées. — Traces d'albumine. — Persistance du trouble mental sous
forme de dépression stupide avec gâtisme.

C. J..., femme F..., trente et un ans, cultivatrice.

Antécédents héréditaires : Père vivant et bien portant. Mère vivante
et bien portante, pas nerveuse.

Antécédents personnels : N'a jamais fait de maladies graves pendant sa jeunesse. Malgré cela, elle a toujours été assez maladive, et a
été traitée plusieurs fois pour anémie. Réglée à quatorze ans. Bien
réglée depuis.

Mariée à l'âge de vingt-sept ans, c'est-à-dire il y a quatre ans.

Premier enfant : fille, un an après, âgée de trois ans. Grossesse
normale. Accouchement à terme et normal. S'est levée onze jours
après son accouchement.

Deuxième enfant : fille, âgée actuellement de quatre mois. Accouchement normal sans suites pathologiques.

Histoire de la maladie : Elle a d'abord nourri son enfant jusqu'au
1er juillet 1903, où elle est venue à Bordeaux comme nourrice. La
malade a été très fatiguée à l'arrivée de son pays, et l'on avait
remarqué que la séparation de sa famille lui causait un énorme chagrin. Enfin elle était très affectée de ne pas avoir reçu de nouvelles
de sa famille.

Sur cet affaiblissement général s'est greffé un état d'agitation qui
n'a fait qu'aller en augmentant, si bien que huit jours après son

---

(2) Lauly, *Dix cas de psychose post-puerpérale observés à Bordeaux*. Thèse Bordeaux, 1904 (obs. VII).

arrivée à Bordeaux elle a été conduite à l'hôpital, service de l'isolement.

Etat actuel : 13 juillet : La malade a un sommeil très agité, si bien qu'on a été obligé de lui mettre la camisole de force. On la trouve dans un état d'excitation extrême, parlant beaucoup et de façon incohérente. Elle refuse les aliments qu'on lui donne, prétendant qu'ils sont empoisonnés ; un moment après, elle boit avidement une tasse de lait.

La malade a une fièvre intense 39,1. Le pouls est à 111. Respiration 35.

La malade à des hallucinations diverses, où elle revoit des scènes de son pays. Puis, entendant une machine, elle se figure être dans le train qui l'a amenée à Bordeaux et émet des considérations diverses sur la valeur des wagons de deuxième et de troisième.

14 juillet : Très agitée hier soir. A assez bien reposé au début de la nuit. A quatre heures du matin, grande excitation. Hallucinations terrifiantes, elle voyait partout des gens qui voulaient l'empoisonner. Aussi elle s'est débattue et a tout déchiré autour d'elle. Température 39,2. Pouls 95. Respiration 30.

Le matin, elle prononce des paroles incohérentes, indiquant une grande désorientation dans les idées. Elle parle tantôt de sa fille qu'elle voit à côté d'elle, tantôt du chemin de fer, passant d'une idée à une autre sans qu'on puisse saisir le lien qui les réunit entre elles.

15 juillet : La nuit a été assez bonne. Température 38,5. Pouls 120. Respiration 28. La malade est tombée dans un état de stupeur complète. Elle refuse de répondre, cache sa tête sous ses draps et résiste violemment lorsqu'on veut l'examiner.

Vers neuf heures du matin, elle a eu un moment d'excitation. Elle se lève, chante, cogne à la porte pour reprendre peu après la même attitude de stupeur.

Dans la journée, un moment de calme se produit pendant lequel elle se plaint d'une violente céphalalgie localisée à la nuque. Comme la malade a une constipation opiniâtre, une langue très saburrale, on en profite pour administrer un lavement purgatif.

16 juillet : La nuit a été assez tranquille jusqu'à trois heures du matin. A partir de ce moment là, l'excitation a recommencé. La

malade se croyant chez elle, à son travail, ainsi que l'indiquent les paroles qu'elle prononce, se met à courir et à marcher; à d'autres moments, elle se met sur son lit, et se met à causer avec des personnes imaginaires qu'elle voit partout, si bien que ses paroles sont incohérentes, sans suite, et qu'il est impossible de saisir le fil de ses idées. Elle accompagne cela d'une mimique variée et de gestes divers des mains.

Température 38,5. Pouls 90. Respiration 28.

Dans la journée, on administre encore un lavement purgatif qui produit un effet considérable; la malade a plusieurs selles abondantes et fétides. Depuis quelques jours, on ne peut recueillir les urines.

19 juillet : La nuit a été très calme et la malade a fort bien dormi. Dans la journée, moments de calme et d'agitation. La malade a de la diarrhée. Température 38°. Pouls 80. Respiration 23.

20 juillet : Nuit très agitée. La malade présente toujours la même excitation avec des gestes et des paroles incohérentes et sans suite. Un peu plus de calme dans la journée.

31 juillet : L'agitation se prononce de plus en plus dans le sens de l'état maniaque. Loquacité incohérente; cris, chants, désorientation dans les idées et dans les actes; insomnie, etc.

2 août : Transférée dans cet état à l'asile de Picon, à cause de son agitation.

Complément d'observation relevé à l'asile d'aliénées de Château-Picon.

3 août 1903 : Réponses brèves, hésitantes. « Comment vous appelez-vous? F... Votre nom de fille? C... Votre petit nom? Justine. Quel âge? Je ne sais pas, 34, 36, 38 ans. D'où venez-vous? De Servières, j'étais chez mon parrain; j'étais, c'est-à-dire chez nous.

» Quelle est cette dame qui vous a amenée (en lui désignant l'infirmière de l'hôpital Saint-André)? Je ne sais pas. Etes-vous malade? Pas de réponse.

» Savez-vous où vous êtes ici? Je suis à Servières.

» Vous êtes mariée? Oui Monsieur. Avez-vous des enfants? Oui, Monsieur, deux.

» Quel âge a votre aînée? Je ne sais pas, elle s'appelle Germaine.

» En quelle année sommes-nous, quel mois, quel jour? Pas de réponse ».

4 août : « Je suis ici depuis hier ; c'est elles (les malades) qui disent tout, je n'ai rien dit de personne ; elles disent un tas d'affaires, des bêtises ; je n'ai pas répondu çà ; c'est lui, je ne réponds rien de mal ; j'ai 33 ou 34 ans ».

La malade parle seule, gesticule, ne dort pas, mais est tranquille. A mangé.

Aspect physique : Taille un peu au-dessous de la moyenne, implantation normale des cheveux, oreilles bien conformées, zygomes saillants et élargis. Goître fibreux du volume d'une mandarine.

« D. Tirez la langue. R. J'aurais de la chance si je faisais çà pour les autres ». Elle ne veut pas obéir.

Les seins sont petits, non douloureux, sans lait. Pas d'œdème des jambes. « Moi qui suis entrée la dernière dans la salle, je ne veux pas faire comme les autres. C'est lui qui l'a fait, ce garçon ; il a fait faire cette salle pour nous autres. Je ne parle pas comme tout le monde ».

Exploration somatique :

Système circulatoire : Pouls régulier, 84 pulsations, tension normale.

Cœur : Rien d'anormal.

Système respiratoire : Percussion normale. Auscultation impossible.

Système digestif : Langue assez bonne. Appétit conservé.

Système nerveux : Motricité : Pas de troubles de la marche, ni de la station debout.

Réflexes iriens, lumière et accommodation, conservés. Babinski en flexion.

Pas de tremblement des doigts, des mains, ni de la langue.

Sensibilité : Pas de troubles de la sensibilité. Réagit à la piqûre. Un peu d'hyperesthésie mammaire. « Je ne peux pas supporter qu'on me touche quand on m'a brisée ».

Vision : Pas de troubles de la musculature externe. Ni strabisme, ni ptosis.

5 août : Toute la nuit elle s'est promenée ; va aux fenêtres, cherche à se sauver, parle seule, se dresse sur son lit et fait des ges-

tes ; paraît s'entretenir avec ses hallucinations. Ne veut pas répondre.

Poids : 45 kilogrammes.

Urines : Léger disque d'albumine.

6 août : Parle seule, prend des attitudes diverses, remue les lèvres, soliloque à voix basse; insomnie.

13 août : Se déshabille, se tient debout sur son lit, fait des gestes désordonnés, remue les lèvres, mais n'est pas très bruyante.

14 août : La malade a brisé une vitre. Désordre des idées, des actes. Soliloquisme.

21 août : Excitée hier vers cinq heures; a parlé la nuit, le matin; se met debout sur son lit. Insomnie.

Injection de 400 grammes de sérum.

2 septembre : Très excitée depuis hier. Gâtisme n° 2.

11 septembre : Remue les lèvres, se lève la nuit et le jour, découvre les autres malades. Gâtisme n° 2. Boulimie.

15 septembre : 400 grammes de sérum. Toujours le même état d'incohérence, la malade parle seule, se lève sur son lit, gesticule, semble s'entretenir avec ses hallucinations, dort peu.

24 septembre : La malade est transférée à l'asile de Clermont-Ferrand non améliorée.

Complément d'observation dû à M. le Dr Dubois, médecin en chef de l'asile d'aliénées de Clermont-Ferrand.

30 janvier 1904 : « La malade est dans une dépression mentale qui paraît être la phase initiale de la démence; elle ne répond pas aux questions qui lui sont posées. Son regard est atone, et s'il n'exprime ni l'hébétude, ni la stupidité, il ne m'est pas arrivé d'y surprendre l'éclair que lui communique le passage d'une pensée. Elle passe ses journées dans une torpeur silencieuse où alternent les rires et les pleurs sans objet.

Les traits du visage sont jaunis et bouffis, fixés dans l'immobilité. L'aspect extérieur de la physionomie fait songer aux myxœdémateux; et en effet, chez elle, il y a lieu de relever l'existence d'un goître.

Elle ignore toutes les notions de propreté, attend d'être sortie des cabinets pour se soulager, etc. »

Etat de la malade fin décembre 1906.

(Note due à l'obligeance de M. le Dr Dubois, médecin en chef de l'asile d'aliénées de Clermont-Ferrand).

Décembre 1906 : « La malade est sortie depuis longtemps de l'état de stupeur où elle se trouvait pour n'y plus retomber.

On constate surtout comme symptômes du négativisme, des stéréotypies des actes (dans la manière de marcher, de manger).

Indifférence émotionnelle. Troubles de la volonté au complet.

La malade soliloque, et les idées se suivent au hasard des associations automatiques.

Elle est encore capable de tricoter pendant une demi-heure, pas plus.

L'agitation est très grande et la porte à frapper, à se déchirer.

Au point de vue physique, il y a amélioration, et même envisagée à ce point de vue unique on peut dire qu'elle se porte bien. Les grandes fonctions s'effectuent normalement.

La bouffissure des traits de la face, sorte de myxœdème, a disparu.

Particularité bien curieuse : il n'y a plus trace de goître. On l'avait pourtant noté dans les précédentes observations.

Le gâtisme a diminué ».

OBSERVATION V

In thèse Meignié (3). Due à l'obligeance de M. le professeur Régis

Confusion mentale chronique légère. Guérison.

Sommaire. — Insolation chez un sujet en instance d'alcoolisme. — Délire aigu. — Torpeur cérébrale et physique. — Amnésie rétrograde diffuse. — Amnésie de fixation. — Paramnésie. — Guérison très lente.

E. L.., employé de commerce, vingt-six ans.

Antécédents héréditaires : Nuls.

Antécédents personnels : Rien de pathologique à signaler; pas de

(3) Meignié, *Contribution à l'étude des psychoses d'insolation,* thèse Bordeaux, 1906, obs. XII.

stigmates hystériques ; il a simplement été opéré de végétations adénoïdes pendant son service militaire, et a, de temps à autre, quelques
poussées acnéiques et hémorroïdaires avec constipation ; depuis l'âge
de dix-huit ans, il a fait quelques légers excès de boisson. En outre,
de tout temps, il a rongé ses ongles ; maintenant c'est sa moustache.

Histoire de la maladie : En janvier 1899, il part pour la Chine à H...
et à K..., pour le compte d'une maison de commerce (fabrique de
conserves) ; en Chine, il vit seul, travaille bien et régulièrement, mais
se remet à boire du vin et quelques petits verres d'eau de vie.

En juillet 1899, il est atteint d'une première insolation qui se borne
à une céphalalgie intense avec tendance à l'assoupissement et au
sommeil.

L'année suivante, à la même époque, juillet 1900, sous l'influence
de la boisson et aussi des inquiétudes que lui donnaient les événements de Chine, il est pris d'une seconde insolation plus grave, et
qui détermine cette fois une crise délirante aiguë probablement méningitique, et, au bout de quelques jours, en raison de l'intensité de
l'agitation, son transport à l'hôpital de K... Il resta trois mois dans
cet hôpital.

Que s'est-il passé là, impossible de le savoir d'une façon précise ; il
en sortit au bout de trois mois de convalescence, très affaibli, et
arriva en France, rapatrié, dans les derniers jours de 1900.

Etat du malade : Le 24 décembre 1900 (cinq mois après l'insolation).
Etat physique : malade amaigri, blème, anémié, « neurasthénisé »,
présentant de la constipation et de l'état saburral de la langue.

Torpeur physique très profonde : il resterait toute la journée au
lit. Appétit et sommeil bons.

Etat mental : aucune trace de délire, d'hallucination, voire d'idée
erronée ; des rêves professionnels qu'il avait auparavant n'existent
plus ; s'il a eu un accès délirant aigu, ce qui est probable, il n'en
reste maintenant aucune trace ; le raisonnement et le jugement sont
absolument droits. Mais le malade est plongé dans la torpeur ; il n'y
a pas chez lui d'activité spontanée de l'esprit ; si on le laissait seul,
de même qu'il resterait là des journées entières sans s'occuper, sans
faire quelque chose, de même il resterait peut-être sans penser. On
dirait que le besoin d'action n'existe pas chez lui.

Mais ce qui frappe le plus chez E. L.., c'est son peu de mémoire ; non seulement il ne se rappelle pas les événements de sa vie survenus depuis son insolation, mais encore il oublie les événements actuels qui se passent sous ses yeux, les faits et gestes de chaque jour.

En examinant ce fait en détail, on constate que le malade, s'il se rappelle les faits d'une période de vingt jours avant la crise, a perdu le souvenir de la très grande partie de son séjour à l'hôpital ; sur ce sujet, ses souvenirs ne recommencent, et encore très vagues, très confus, très imprécis, que quelques jours avant son départ ; il lui est impossible d'évoquer le souvenir, l'image de la salle, de son lit, de ses camarades, des sœurs ; seul, le souvenir du médecin, un Anglais blond d'une quarantaine d'années, subsiste dans une sorte de souvenir vague et lointain. Il ne se souvient d'aucun incident de sa route, ne se rappelle pas son retour en France.

A côté de cette amnésie rétrograde, il présente de l'amnésie de fixation, antérograde ou actuelle.

On institue un traitement qui comprend un laxatif quotidien, une pastille de thyroïdine, un vin fortifiant et des frictions alcooliques.

31 décembre 1900 : Toujours plongé dans une grande obtusion. Amnésie de fixation continue. Torpeur physique toujours plus grande.

20 mars 1901 (huit mois après l'insolation) : Va mieux physiquement.

Au point de vue mental, on lui a fait faire des exercices de mémoire portant sur les faits passés depuis sa maladie et sur ses études actuelles.

Il y a à peine de mieux à cet égard.

On lui a fait apprendre par cœur la fable du « Loup, du Renard et du Cheval » ; il la récite aujourd'hui sans faute et avec le ton, n'ayant mis à l'apprendre qu'une après-midi, à peu près ce qu'il y eût mis en temps ordinaire. Mais, chose curieuse, l'ayant copiée après l'avoir apprise, il ne sait s'il l'a copiée avant ou après.

Il sait toujours tout le passé antérieur à sa maladie ; ce qui manque, c'est la mémoire de sa maladie et des choses actuelles. Même traitement : gymnastique, électricité.

19 avril : Récite très bien sa fable sans l'avoir repassée depuis.

Le soir, pourtant, il se rappelle mal ce qu'il a fait ou vu dans la journée ; le lendemain matin il se le rappelle mieux.

10 août : Etat physique bon ; réflexes rotuliens diminués ; peu d'équilibre sur une jambe, les yeux fermés.

Etat mental : très peu d'amélioration, il y en a cependant un peu qui porte sur la mémoire des choses à faire, dont il se souvient et qu'il exécute, tandis qu'il ne se souvient pas davantage des choses qu'il vient de faire.

2 octobre (15 mois après l'insolation) : Sommeil très bon et sans rêves.

Du côté mental, E. L... présente, depuis une dizaine de jours, de la façon la plus nette, le phénomène du « déjà vu ». Il indique lui-même qu'il se préoccupe constamment de savoir si les personnes qu'il voit, ce qu'il va dire, ce qu'il va faire, il ne l'a pas « déjà vu » (c'est son expression), dit, ou fait.

D'autre part, quand il fait effort pour se rappeler, il a la sensation d'un voile, d'un crêpe qui descend sur le cerveau.

15 février 1902 (19 mois après l'insolation) : Etat à peu près stationnaire. Cependant le malade ressent, depuis une quinzaine de jours, comme des éclairs de souvenir portant sur la période amnésique ; il se rappelle aussi certains faits du voyage de retour, mais d'une façon moins nette.

Il a des idées qui fuient, qui ne s'enchaînent pas.

Malgré tout, il y a du mieux ; il raconte très bien par exemple une conversation qu'il vient d'avoir avec un Monsieur.

15 mars : La lourdeur de la tête avec tendance au sommeil persiste. Bon état général. La chambre de K..., dont l'image était réapparue, disparaît à certains moments pour reparaître à d'autres. En ce moment, il la revoit avec la place des portes, des fenêtres, des meubles et des objets.

Il voit aussi très bien l'escalier ; mais, chose curieuse, dit-il, il ne peut pas descendre l'escalier ou plutôt il va jusqu'au bas, mais assez confusément ; il voit même confusément la porte d'entrée, mais ne distingue pas le magasin.

Il sait que certains objets existaient, mais il ne les voit pas, il ne peut se les représenter, malgré ses efforts.

C'est là tout ce qu'il revoit de K..., pas autre chose ; la seconde chambre qu'il a cependant habitée plus longtemps ne s'est pas encore représentée à son esprit ; il n'avait gardé la première chambre que trois ou quatre mois et encore était-ce longtemps avant son insolation.

Si l'on cherche à déterminer la limite antérieure de l'amnésie, on constate que le malade se rappelle exactement son voyage d'aller, sa traversée, le nom du bateau, les différentes étapes et le débarquement, puis son séjour du début. La période de confusion et de perte de souvenir commence à quelques semaines après son arrivée ; mais il revoit çà et là quelques faits, surtout des incidents et des détails infimes.

25 avril (vingt-et-un mois après l'insolation) : L'état des souvenirs chez le malade est sensiblement le même.

Le malade étant un visuel, les souvenirs qui réapparaissent aujourd'hui se font jour brusquement et spontanément ; s'il fait un effort, tout se brouille et devient confus, et les souvenirs plus récents se mélangent aux anciens.

Parmi les souvenirs qui reviennent, certains sont définitivement acquis ; d'autres disparaissent à nouveau pour reparaître quelquefois au prix d'un effort.

Des tentatives d'hypnose ont été faites aujourd'hui ; le malade avoue qu'il commençait à s'endormir et qu'il ne croyait pas se réveiller dans le cabinet du docteur.

17 septembre (vingt-six mois après l'insolation) : Nous nous entretenons aujourd'hui d'un autre phénomène éprouvé par le malade depuis assez longtemps : s'il se souvient d'un fait récent, datant de quelques jours, ce fait lui apparaît (toujours sous forme de vision mentale), isolé de ceux qui l'ont précédé, de ceux qui l'ont suivi et même de ses concomitants ; il n'est relié à rien, de sorte que le malade se souvient parfois d'un fait du matin, isolé, puis d'un fait du soir, le reste étant comme une lacune ou comme une brume épaisse ; le fait souvent n'est pas complet, il est parcellaire.

E. L... fait alors effort pour se souvenir des faits précédents ou consécutifs ; s'il y arrive, alors il sait si ce fait est récent ou non ; sinon il ne peut le localiser.

3 décembre (vingt-neuf mois après l'insolation) : A la seconde séance de suggestion (les séances sont reprises), il s'endort. Quand on lui dit qu'il y a maintenant deux ans qu'il est revenu de Chine, il a peine à le croire, s'en affecte, il ne peut se faire à cette idée; il lui semble qu'il y a six à sept mois à peine; il lui semble qu'il a dormi, songé, pendant ce temps-là; cependant, par les dates, il se rend à l'évidence.

E. L... continue à avoir la mémoire très faible. Quand il a lu un journal, il ne se rappelle plus rien, à moins qu'il ne fasse un grand effort; de même, quand il lit parfois un livre à sa mère, le lendemain il ne se rappelle plus de quel livre il s'agit. Tout cela l'affecte : il n'est plus sociable et aimable comme autrefois.

13 décembre : Bien que le sommeil hypnotique existe et que le malade accepte les suggestions, elles ne se réalisent pas. Il a paru et paraît encore moins fumer, mais c'est tout. La raison de cet insuccès est qu'il ne se souvient pas en état d'hypnose des suggestions données.

L'amnésie existerait donc pour l'état second.

Dans l'ensemble, l'état est sensiblement le même : torpeur générale, manque d'activité physique et mentale; il resterait indéfiniment, sans rien faire, sans bouger.

7 février 1903 (trente-et-un mois après l'insolation) : La dame qui lui donne des leçons de musique dit qu'il est comme avant, qu'il n'a rien oublié. Il joue aussi facilement qu'avant les morceaux nouveaux.

On lui demande le titre d'un de ces morceaux; malgré ses recherches, il ne peut le donner; on lui demande s'il chanterait l'air, il le fait sans hésiter.

. . . .

Depuis cette époque, le malade n'a fait que des progrès. Cette guérison a été très lente, mais il n'y a pas eu de rechute.

En 1904, E. L... a pu se marier, et, dans la suite, a eu un enfant.

OBSERVATION VI

In thèse MEIGNIÉ (4).

Confusion mentale chronique simple.

SOMMAIRE. — Pas d'antécédents héréditaires ni personnels. Coup de soleil pendant une marche militaire en Tunisie; à la suite, troubles intellectuels ayant abouti à un état démentiel.

Le nommé M..., âgé de 25 ans, entre à l'asile Sainte-Anne, service de M. Ball, au mois de décembre 1883.

Il n'existe aucun antécédent héréditaire dans la famille.

M... n'a fait aucune maladie pendant son enfance, et, jusqu'à l'âge du service militaire, il a toujours joui d'une excellente santé et d'une intelligence normale.

Il a été à l'école où il apprenait facilement, puis il a exercé la profession de tourneur-repousseur.

C'était un ouvrier habile et ne faisant pas d'excès alcooliques.

Appelé au service militaire en 1878, il paraît n'avoir rien présenté de particulier jusqu'en 1881. Envoyé alors en Tunisie, il fut atteint d'un coup de soleil pendant une marche exécutée dans ce pays.

Les accidents immédiats paraissent s'être assez vite dissipés; à partir de cette époque, il semble avoir présenté des troubles intellectuels incontestables.

Les parents, de qui nous tenons ces renseignements, ont reçu de lui à plusieurs reprises des lettres fort étranges.

Envoyé chez ses parents, il y est resté pendant un mois environ. Indifférent pour son entourage, il vivait sans s'occuper de ce qui se passait autour de lui, mangeant et buvant gloutonnement.

De temps à autre, il a eu des vertiges et des étourdissements. Tout d'un coup il devenait très pâle.

Cela durait quelques instants, puis il restait comme abruti. Il n'a du reste, ni à ce moment, ni à aucune époque de sa vie, uriné au lit.

Revenu au régiment après un mois de congé, il fut reconnu aliéné

<hr>

(4) Meignié, *Contribution à l'étude des psychoses d'insolation*, observation II, thèse Bordeaux, 1906.

par les médecins militaires, et, de là, envoyé à l'asile de Bron d'où il
a été transféré à Charenton, et de là à l'asile Sainte-Anne.

A son entrée dans le service, le malade présente un affaiblissement
manifeste des facultés intellectuelles et de la mémoire. Il a de plus
quelques vagues idées de grandeur. Il est irritable, incapable de tout
travail, ne prend aucun soin de sa personne, tient des propos incohérents, et s'excite par intervalle.

Depuis qu'il est dans le service, c'est-à-dire depuis plus de sept
mois, il ne s'est produit aucun changement dans son état : indifférent
à tout ce qui se passe autour de lui, malpropre, incapable de tout
travail, n'ayant aucune notion de son état, il présente un état quasi-
démentiel qu'il est bien rare d'observer à son âge et qu'on ne saurait
attribuer à aucune autre cause.

L'état physique est, du reste, excellent : le malade ne présente
aucun trouble de la sensibilité ou de la motilité; l'appétit est excellent et les diverses fonctions s'exécutent normalement.

OBSERVATION VII

In thèse KAGI (5). Communiquée par M. le professeur Régis.

Psychose post-diphtérique. Confusion mentale. Chronicité.

B..., 22 ans, rue M..., Bordeaux, serrurier militaire.

Antécédents héréditaires : Père mort à 38 ans de fluxion de poitrine,
sobre, mais vif, emporté, exalté.

Mère 42 ans, lisseuse, bien portante.

Pas de frère ni de sœur.

Un oncle qui a des idées particulières a beaucoup lu, parle de
Lavater, et a spécialement étudié les nez.

Se dit bon observateur et prédit le caractère des personnes d'après
le nez et les yeux.

Antécédents personnels : Etant enfant, nerveux, impressionnable,
mais pas d'attaques de nerfs; quand on le contrariait, sortait se pro-

---

(5) Kagi, *La démence précoce dans l'armée.* Thèse Bordeaux, 1905, obs. I.

mener. A toujours vécu avec son oncle, jamais de rapports avec des femmes. A exercé les métiers de coiffeur et de serrurier.

Jeune, il avait un peu d'exaltation religieuse et pleurait en priant; est actuellement libre-penseur. A noter qu'avant son départ pour le régiment, il était toujours préoccupé par son nez par lequel il ne pouvait respirer. Avait aussi des angines à répétition.

Part en novembre 1893, à Lyon, pour son service militaire; le 11 décembre de la même année, entre à l'hôpital militaire pour une angine diphtérique grave, pendant laquelle il a de la paralysie du palais (les aliments liquides lui sortaient par le nez; durée de cette paralysie, douze jours).

A la suite de cette infection diphtérique, obtusion mentale des plus manifestes et qui va s'aggravant.

Le malade lui-même en a conscience : « Depuis cette angine, dit-il, » j'ai senti que je n'étais plus le même..., je ne faisais que dormir et » étais dégoûté du travail... Je luttais de toutes mes forces contre cet » état... »

Après une convalescence de trois mois à Bordeaux, rentre au corps. Son affaiblissement intellectuel le préoccupe, car il en est conscient : « Je commets plusieurs bêtises sans nom, le fourrier me demande si » je suis fou...; lorsqu'il fallait reprendre le fusil, je manœuvrais mal » et on me mit avec les retardataires, ce dont je souffris cruellement, » ainsi que de me voir bousculé et menacé d'aller aux compagnies de » discipline si je continuais de manœuvrer ainsi ».

Enfin un beau jour il abandonne les rangs : « Je vais droit à mon » lieutenant en lui disant que je souffrais. Il me donne l'ordre d'aller » à la visite où je suis reconnu malade ».

A l'infirmerie, céphalalgie intense, idées de fugue et de suicide.

Il sort en effet de la caserne et est ramené quelques heures après par le médecin en chef. Mis en observation, il va être envoyé en congé « pour céphalée chronique et amnésie momentanée », lorsqu'il est reconnu être en pleine période d'éruption rubéolique. L'aggravation de ses troubles mentaux coïncidait donc avec la période d'incubation de sa rougeole.

Un mois d'hôpital. L'état mélancolique s'aggrave, les tendances au suicide augmentent.

Alternatives de dépression et d'excitation, obtusion et confusion mentales extrêmes, appétit bestial.

Fin mai, va chez lui en convalescence, ne s'améliore pas cérébralement et, le 10 juillet, est amené à la consultation de M. le professeur Régis.

A ce moment, il est hébété lorsqu'on lui parle, il n'a pas l'air de comprendre et il fait répéter les questions. Sa mémoire est presque abolie, il a oublié les détails de ses deux infections, il ne sait pas ce qu'il a fait la veille et dans la journée, il ignore s'il a mangé. Il se rappelle beaucoup mieux les souvenirs anciens.

La mémoire n'est pas la seule faculté atteinte, il y a chez lui une adynamie psychique intense. L'équation personnelle a un retard double de la normale.

A côté de cette obtusion, on trouve encore un certain degré de dépression mélancolique, sans délire, consciente, presque logique, qui lui fait désirer la mort plutôt que de rester indéfiniment dans cet état.

Entré à l'hôpital militaire de Bordeaux sur les conseils de M. le professeur Régis, est réformé. L'affection tend à la chronicité.

OBSERVATION VIII

In thèse KAGI (6). Due à l'obligeance de M. le professeur RÉGIS.

Confusion mentale. Tendance à la chronicité.

Antonin G..., militaire, classe 1891, arrivé au corps en novembre 1892, entré à l'hôpital militaire de Bordeaux le 23 janvier 1893 (salle Michel Lévy), en état de stupeur avec confusion mentale et hallucinations.

Antécédents héréditaires : Père, 51 ans. Bien portant. Buveur (?).

Grand'mère paternelle morte à 70 ans d'une attaque.

Grand-père paternel mort à 75 ans en quinze jours.

Aucun des deux n'avait la tête faible.

---

(6) Kagi, *La démence précoce dans l'armée*, thèse Bordeaux, 1905. Observation XIX.

Mère morte, il y a un mois, à 57 ans, du chagrin de voir son fils malade. Est restée deux mois au lit, triste, mélancolique.

Grand-père maternel mort à 58 ans, subitement.

Grand'mère maternelle morte à 45 ans.

Dans cette famille non plus, pas de maladies mentales.

Enfants : 1° Fille morte à 2 ans (diarrhée infantile).

2° Le malade.

3° Fille vivant encore, 20 ans, intelligente.

4° Fils mort du croup à 16 mois.

5° Fils mort à 2 ans (diarrhée infantile).

Antécédents personnels : Etant tout petit, faible. Depuis, s'était très développé ; aucune maladie grave.

Intelligent. Employé comme faïencier à l'usine Vieillard à partir de 14 ans.

Bon travailleur, bon pour ses parents, sobre, pas coureur, très aimé des siens.

Tire au sort en 1892 et part au mois d'avril 1893 à Agen, très content de faire son service.

Pendant deux mois, manœuvre très bien et ses chefs sont très satisfaits de lui.

Tout d'un coup, pendant le troisième mois, est pris d'un accès d'aliénation mentale aiguë, criant, s'agitant, à tel point qu'on était obligé de le maintenir.

Mandés par dépêche, ses parents accourent; il ne les reconnaît pas, prononçant des mots incohérents : « C'est le général..., tu ne me connais pas ».

Le père, d'après ce qui lui a été dit, suppose que cet accès a été motivé par un choc moral.

Reste un mois à l'hôpital d'Agen où on observe qu'il est atteint d'hallucinations terrifiantes et que son intelligence paraît tout à fait désorganisée.

Envoyé en congé de convalescence d'un mois pour « nostalgie »; était à ce moment dans l'état suivant : immobilité d'une statue, pas gâteux, mais ne pouvant ni s'habiller, ni manger.

A l'expiration de sa convalescence, entre à l'hôpital militaire de Bordeaux.

On y note : « Un anéantissement complet, un mutisme presque absolu, une incapacité de s'alimenter seul et du gâtisme ».

Son caractère est très doux et sa passivité absolue.

Dans la sphère physique, on remarque de l'asymétrie faciale, voûte ogivale.

Réflexe rotulien presque nul.

Pupilles inégales et réflexe à la lumière diminué.

Au bout de trois mois de séjour à l'hôpital Saint-Nicolas, sans que son état ait présenté de changement notable, il est réformé et rendu à sa famille.

C'est à ce moment qu'est survenue la mort de sa mère. L'apprenant, le malade a pleuré, mais n'a rien dit.

OBSERVATION IX (résumée).

Communiquée à M. le professeur RÉGIS par le Docteur J. SALM, médecin militaire hollandais à Batavia (Java).

Confusion mentale chronique post-typhique. Amnésie antérograde et rétrograde.

Le fantassin D...., indigène de Java, sert depuis six ans dans l'armée hollandaise, à Java. Son temps terminé, sans aucune maladie, il rengage pour une nouvelle période de six ans.

Au bout de trois ans de rengagement, le 16 mai 1905, il contracte la fièvre typhoïde. D'intensité moyenne, avec fièvre ne dépassant pas 40°, d'une durée d'un mois, cette affection s'est traduit au point de vue mental par un accès de confusion mentale aiguë avec délire hallucinatoire onirique.

Sa torpeur cérébrale est assez sensible; il est complètement désorienté comme le prouvent ses idées incohérentes.

Somnolent durant le jour, le délire apparaît le soir et la nuit, mais au bout de quelques jours se continue dans la journée.

C'est un rêve continu, où le soldat D.... se croit poursuivi par toutes sortes de personnes; loin d'être du délire systématisé, ce délire affecte absolument la forme des délires d'infection, avec hallucinations terrifiantes. Le malade aperçoit des objets bizarres.

Durant toute cette période, la température reste peu élevée. La convalescence établie définitivement le 20 juin, le délire, quoiqu'atténué, n'en continue pas moins avec son caractère d'incohérence et d'infantilisme ; la torpeur cérébrale tend à s'atténuer ; les hallucinations disparaissent peu à peu ; il aperçoit cependant parfois encore, la nuit, des personnes qui marchent à sa rencontre. Très inquiet, réveille souvent les autres malades.

Il déchire ses habits, marche tout nu dans la salle.

Amnésié ; ne reconnaît pas les personnes sans chercher longuement. Maux de tête.

A compter du 30 juin 1905, son état mental s'améliore ; il reconnaît mieux les objets et trouve bizarre de ne pas les avoir reconnus autrefois.

Sort le 7 août, imparfaitement guéri. On le perd de vue.

Le 18 novembre 1905, ayant repris son service, on s'aperçoit qu'il est vite fatigué en marche. Demande fréquemment ce que l'on vient de dire précédemment.

Il porte ses habits pour les laver, n'en lave que la moitié, oublie le reste ; un autre jour, après une halte, il oublie son fusil contre un arbre.

Il ne pense plus à se remettre en marche, après un repos, quand on oublie de le lui dire, et reste impassible, assis par terre.

Le 14 décembre 1905, il entre à nouveau à l'hôpital et l'on s'aperçoit là très nettement que son amnésie a de nouveau augmenté.

Hébété, assis sur son lit, la bouche à moitié ouverte, les yeux sans expression, il ne reconnaît pas son entourage.

Etat général bon.

Il présente de l'amnésie lacunaire de son accès aigu, de l'amnésie antérograde et de l'amnésie rétrograde crépusculaire.

Il ne sait plus rien de sa période aiguë, ne reconnaît que très tard l'infirmier qui l'a soigné ; peut-être encore l'infirmier le lui a-t-il dit.

Il oublie ce qu'il a dit quelques minutes auparavant ; ne sait pas le nom d'un porteplume, mais reconnaît un veston, un pantalon, etc. Ne peut dire le nom d'une clef, mais fait le geste avec la main pour ouvrir une porte ; il finit par trouver à peu près le nom. Ne sait plus le nom de pièces de monnaie, connaît une montre, mais ne peut dire l'heure.

On le fait, un jour, sortir de l'hôpital et rentrer à la caserne pour voir s'il retrouvera sa place dans la chambrée.

Il la retrouve après avoir hésité sur la pièce où il devait entrer. Il ne connaît plus le nom d'un sabre en malais (langue qu'il a apprise au régiment, quoique javanais, car les Européens parlent malais avec les indigènes du pays); il appelle un sabre un couteau (en employant le terme javanais).

Il reconnaît des cartouches, mais il est incapable de les compter; ne connaît pas le nom d'une cuillère.

Amnésie rétrograde crépusculaire de tout ce qu'il a appris autrefois. Donne le numéro matricule de son premier temps de service et a oublié son matricule actuel.

Il ne sait plus où il est né.

En résumé, son état mental est pseudo-démentiel. Cet état persistant à demeurer stationnaire, on le présente au bout de quelque temps au conseil de réforme.

OBSERVATION X (résumée).

Due à l'obligeance de M. le professeur RÉGIS.

Neurasthénie. Obsessions. Confusion mentale aiguë hallucinatoire consécutive. Passage à la chronicité.

Mme P..., phobique pour ainsi dire depuis son enfance, a eu plusieurs années d'obsessions diverses, de la rage, des poussières, des excréments; en particulier elle avait l'obsession de la laideur et prétendait entendre sur son passage ces paroles : « Comme elle est laide ». S'occupait sans cesse de sa toilette.

A la suite d'une scène violente avec son mari, ne voyant déjà personne, elle est livrée à elle-même et tombe dans un état de stupeur hallucinatoire et impulsive.

Stupéfiée, elle parle toute seule. Ces accidents ne sont pas de nature hystérique, n'évoluent même pas sur un terrain hystérique.

Mutisme quasi-complet. On est obligé de la stimuler vivement pour qu'elle arrive à se vêtir, à s'alimenter, à se nourrir.

Hallucinations auditives fréquentes et mouvements impulsifs parfois violents.

Quand elle a des moments de lucidité, elle se plaint de la tête, accuse les autres de ne pas la soigner, puis ne parle plus.

Elle paraît incapable de se guider; on la lave, on l'habille, on la fait asseoir et manger. Elle refuse en effet de se nourrir, car elle pense qu'on veut l'empoisonner; devient très maigre.

Cet état persiste huit mois; au bout de ce temps, la stupeur disparaît un peu et elle tombe dans un état chronique caractérisé par de l'agitation, de la loquacité incohérente, des crachotements perpétuels, de la malpropreté.

Elle cause un peu, dit qu'elle revient du pays de la mort.

Malgré tout, l'affaiblissement intellectuel est très net et cette phase chronique de sa confusion mentale persiste depuis plusieurs années sans amélioration.

§ 6.

On nous fera peut-être le reproche de n'avoir pas suffisamment cité d'observations, et en particulier de ne pas les avoir classées par infection ou intoxication. C'est à dessein que nous avons agi ainsi. Nous considérons en effet la confusion mentale comme la psychose par excellence de toutes les toxi-infections (infections microbiennes, endo ou exo-intoxications); peu nous importe donc le poison causal.

Pour la description de la période aiguë de la confusion mentale, il peut y avoir intérêt à connaître la cause exacte, car le poison, agissant directement sur les cellules cérébrales à ce moment précis, influe sur l'aspect général de la maladie. Un délirant alcoolique ne ressemblera pas exactement à un délirant paludique.

Mais à la période chronique, le poison a disparu; ce sont les lésions qu'il a produites qui donnent son caractère à la maladie, et dans ces conditions, les lésions étant identiques, les symptômes le seront aussi.

D'autre part, le confus mental chronique affectera aussi bien le type agité que le type déprimé; sa psychose sera simple ou délirante; son amnésie sera plus ou moins marquée, sans que ces variantes puissent être imputées à des causes variables; la même intoxication produira chez deux malades différents deux confusions mentales chroniques diverses.

Les observations ne nous faisaient pas défaut, et, si nous avions voulu en particulier citer des cas d'alcoolisme chronique (qui ne sont autres le plus souvent que des observations caractéristiques de confusion mentale chronique), nous n'aurions eu que l'embarras du choix.

Les observations de confusions mentales chroniques, en particulier post-typhiques et post-insolatoires, ne sont pas rares non plus.

Mais elles seraient encore bien plus nombreuses, si, dans ces dernières années, on n'avait voulu englober toutes les maladies mentales dans la démence précoce.

Depuis le jour où cette nouvelle entité morbide a été créée, il n'est pas, semble-t-il, de psychose, de démence, qu'on n'ait voulu y incorporer.

Il est bon de synthétiser, mais sans tomber dans l'excès contraire.

Nous citerons ainsi, dans notre seconde partie, des observations de démence précoce, qui ne sont autres, comme nous le verrons, que des confusions mentales chroniques.

DEUXIÈME PARTIE

Confusion mentale chronique et démence précoce.

CHAPITRE PREMIER

RAPPORTS DE LA DÉMENCE PRÉCOCE ET DE LA CONFUSION MENTALE

§ 1. Symptomatologie et psychologie critiques de la démence précoce. — § 2. Hématologie critique. — § 3. Etiologie, pathogénie et anatomie pathologique comparées.
— § 4. Début et évolution (étude critique). — § 5. Importance de ces rapports au
point de vue pronostic et traitement.

La démence précoce est une psychose toute voisine de la confusion mentale chronique, elle affecte des rapports très étroits
avec elle, et nombreux sont les caractères communs.

§ 1. Symptomatologie et psychologie critiques de la démence précoce.

Les démences précoces présentent à peu près les mêmes
symptômes, quelle que soit leur forme. L'ordre d'apparition de
ces symptômes diffère quelquefois, leur importance est variable,
mais les signes primordiaux existent toujours, et ce sont eux qui
nous occuperont.

Nous adoptons dans notre description le même ordre que

Laurès   9 celui dont nous nous sommes servi pour la description de la période d'état de la confusion mentale chronique; l'étude psychologique nous renseignera principalement sur le mécanisme de ces différents symptômes et complètera ainsi l'étude séméiologique.

A. *Symptômes psychiques.*

1° Torpeur cérébrale. — Une première question se pose : existe-t-il de la torpeur cérébrale dans la démence précoce? Nous résoudrons par l'affirmative cette interrogation. La torpeur cérébrale, et même la stupeur qui en est le degré le plus avancé, existe et constitue la base de la forme catatonique.

On connaît la gradation établie entre la torpeur légère, l'hébétude et la stupidité ou état de stupeur. Les déments précoces, surtout les catatoniques, seront très souvent dans la stupeur; souvent aussi il n'y aura qu'hébétude ou même torpeur. Dans tous les cas l'activité psychique du malade sera très diminuée; il en sera de même dans les autres formes, hébéphrénique et paranoïde; la torpeur cérébrale sera la base de l'affaiblissement intellectuel spécial à cette psychose. La stupidité formera ainsi la forme la plus déprimée opposée aux formes agitées dans lesquelles existent pourtant de la torpeur psychique, l'agitation étant purement extérieure.

Ce fond de torpeur était connu depuis longtemps. Morel (1) a traité la démence précoce au chapitre de la stupidité; il considère la stupidité comme un syndrome, c'est-à-dire « un état morbide susceptible de se présenter avec les caractères qui lui sont propres dans toutes les formes de l'aliénation mentale ».

Il parle de « l'état singulier qui est parfois, chez de très jeunes sujets, la transition à une imbécillité dont les caractères viennent presque se confondre avec ceux de l'imbécillité congénitale ».

Cette question, qui mérite une étude plus approfondie puis-

---

(1) Morel, *Traité des maladies mentales,* 1860.

qu'elle forme une des bases de notre discussion, sera plus complètement étudiée en psychologie aux deux premiers chapitres (attention et temps de réaction); nous voulions ici, simplement, la signaler. Le dément précoce, désorienté, confus, se trouve dans le même état qu'un confus mental chronique, c'est un apathique intellectuel.

2° CATATONIE. — Ce terme surprendra peut-être par la place que nous lui donnons au milieu des symptômes; on désigne en effet couramment aujourd'hui sous cette dénomination une forme de démence précoce; mais nous voulons surtout le considérer ici comme un syndrome, et l'étudier comme tel.

La catatonie possède une origine quasi-commune à la démence précoce (l'histoire de l'une n'est guère différente de celle de l'autre).

Elle a été tour à tour considérée comme une entité morbide par Kahlbaum, comme un syndrome, comme un symptôme, enfin par Kræpelin comme une démence précoce; mais il faut séparer très nettement la catatonie de l'attitude cataleptoïde ou cataleptiforme. L'attitude cataleptiforme n'est, en effet, qu'un des petits côtés de la catatonie, et si peu important, tout bien considéré, qu'il peut être absent. Ainsi, comme le fait à juste titre remarquer Masoin (2) : « On a trop souvent l'habitude de considérer comme caractéristique et suffisante la conservation des attitudes passives, si bien que attitudes cataleptiformes et catatonie sont devenues presque synonymes, alors que les attitudes cataleptiformes ne sont qu'un symptôme relativement peu fréquent de la catatonie ».

Simon (3), à son tour, s'exprime en ces termes : « Et malgré l'importance des phénomènes cataleptiques, ce serait par exemple une erreur que de tenir pour indispensable le maintien des attitudes passives. En effet, à propos d'une observation, Hecker dit lui-même que, ni la flexibilité cireuse, ni la catalepsie n'ont

---

(2) Masoin, *Catatonie et stupeur*, Congrès de Bruxelles, 1903.
(3) Simon, *Nature et évolution de la catatonie*, Congrès international de Lisbonne, 1906.

été recherchées; il trouvait que la catatonie était déjà suffisamment démontrée.

» Aussi bien le terme catatonie, quoique destiné à désigner le syndrome dans son ensemble, avait-il été choisi par Kahlbaum pour rappeler avant tout le groupe particulier de phénomènes musculaires qui lui avait paru spécialement caractéristique : la raideur qui constitue le plus élémentaire des phénomènes d'opposition ou de négativisme ».

C'est d'ailleurs l'opinion générale, et on tend à admettre aujourd'hui dans la catatonie de Kahlbaum deux états, l'un appartenant à la démence précoce dont il constitue une des formes cliniques principales, la forme catatonique, l'autre qui ne serait que le symptôme catatonique et que l'on trouve dans les névroses et les psychoses les plus variées (hystérie, mélancolie, paranoïa, psychoses toxi-infectieuses).

Le symptôme catatonique n'a donc que la valeur d'un phénomène transitoire; il n'a rien de pathognomonique. Dans toute attitude cataleptoïde, il y a :

    a) Flexibilité cireuse.

    b) Suggestibilité.

    c) Spasticité du muscle.

L'attitude restant la même dans l'hystérie ou dans la catatonie, la réaction personnelle du sujet n'est pas la même.

C'est ainsi qu'un catatonique, à l'état de veille, qu'on ne peut hypnotiser, gardera, si on lui fait prendre l'attitude de la prière, une figure impassible; un hystérique, qui devra la plupart du temps être en état d'hypnose (à moins qu'il ne soit très sensible), mis dans l'attitude de la prière, remuera les lèvres, aura un visage en rapport avec sa position.

Ecartons à présent l'idée d'une entité.

Simon (5), s'exprime ainsi :

« S'il y avait à l'origine des manifestations catatoniques, un agent pathogénique déterminé, cause efficiente de la catatonie,

---

(5) Simon, *Nature et évolution de la catatonie* (Congrès international de médecine de Lisbonne, 1906).

nécessaire et suffisante à son développement, tel qu'on puisse par sa mise en œuvre les réaliser expérimentalement, comme on provoque par ingestion d'alcool le délire onirique classique avec hallucinations nocturnes visuelles, mobiles et pénibles, et de durée éphémère, la question de l'existence ou non de la catatonie comme entité morbide particulière ne se poserait même point. Si nous trouvions résolu dans le sens de l'affirmative, et de façon indubitable, ce problème étiologique, nous n'aurions alors à apporter ici qu'un exposé didactique qui ne risquerait point de rencontrer des contradicteurs, et notre tâche serait facilitée d'autant ».

Nous n'insisterons pas après cette opinion autorisée ; d'ailleurs il est généralement admis que la catatonie n'est pas une entité.

Les partisans du syndrome, caractérisant quelquefois une forme de démence précoce, sont au contraire multiples.

Nous ne voulons faire à son sujet que quelques réserves, à savoir que ses composants (négativisme, suggestibilité, stéréotypies, stupeur, etc.) ne lui sont nullement spéciaux et peuvent, en particulier, se trouver dans les cas de confusion mentale chronique.

Sa base, son fondement est fait de stupeur, signe capital de la confusion mentale ; il peut même arriver que cette stupidité soit assez prononcée pour qu'on la confonde avec de la stupeur lypémaniaque.

Delasiauve (6) a indiqué nettement les différences : « l'attitude raide du mélancolique, sa figure concentrée, chagrine, défiante, ses yeux obliquement dirigés le plus souvent vers la terre, expriment l'exagération de la douleur morale.

» Dans la stupidité, au contraire, on observe une torpeur intellectuelle, une absence plus ou moins complète d'idées : l'exercice de la pensée est aboli ou entravé ».

« Le mélancolique, dit Régis (7), est un malheureux ~~enfant~~ *enfoncé*

---

(6) Delasiauve, Du diagnostic différentiel de la lypémanie (*Annales médico-psychologiques*, III, 1851).

(7) Régis, *Précis de psychiatrie*, 3ᵉ édit., Paris, 1906.

dans sa sombre préoccupation ; le stupide est un désorienté qui ne pense pas ou qui flotte, comme absent, dans un rêve lointain ».

La brusquerie des actes des catatoniques est fréquemment en rapport avec des phénomènes hallucinatoires divers.

Ainsi, dit Simon (8), « tel malade qui saute brusquement de son lit, où s'enfuit, ou frappe, est la proie d'hallucinations impératives ; ces poussées subites de violence ne paraissent étranges que si l'on considère ces cerveaux comme des sortes de tables rases, mais cette soudaineté n'est nullement la preuve qu'il s'agit d'un état de tension particulière de l'activité motrice. Le même besoin moteur qui, dans la manie, se traduit enfin par des troubles divers, s'accompagne habituellement d'idées de grandeur ; et de là sans doute la fréquence des déclamations ampoulées, mais également d'idées de persécution et d'hallucinations multiples ; l'agitation motrice n'est plus par suite seulement l'extériorisation d'idées éveillées par les excitations du dehors ; elle en paraît plus indépendante, c'est qu'elle représente l'ensemble des réactions de ces malades à leurs créations hallucinatoires ; c'est dans ce monde imaginaire qu'ils superposent au monde réel que se joue leur excitation. Leurs grimaces, leurs gestes sans but, dit toujours Kræpelin, mais à la vérité seulement parce que leurs mobiles ne sont pas pour nous appréciables, reconnaissent en effet souvent pour origine telles idées hypocondriaques, tels troubles de la sensibilité générale ou même des sensations moins nettes que le malade ne peut définir que difficilement ».

3° Négativisme. — Le négativisme « est une tendance permanente et instinctive à se raidir contre toute sollicitation venue de l'extérieur, quelle qu'en soit la nature » (Kahlbaum). Le sujet résiste aux mouvements, aux actes qu'on lui commande, résiste même à ses propres besoins (auto-négativisme) ; tout cela est du négativisme passif opposé au négativisme actif qui

---

(8) Simon, *Nature et évolution de la catatonie* (Congrès international de médecine de Lisbonne, 1906).

existe quand le sujet fait le contraire de ce qu'on lui commande.

Ce phénomène spécial constitue pour Kræpelin le barrage de la volonté (Sperrung).

Kræpelin le considère comme spécial à la démence précoce, qu'il différencie ainsi notamment de la stupeur mélancolique.

Nous devons reconnaître que, sans lui être spécial, c'est là qu'on le trouve le plus fréquemment.

Voici l'explication qu'en donne Kræpelin (9) : « C'est une altération morbide immédiate et primitive des phénomènes psychiques volontaires... Cette opposition impulsive qui rappelle l'entêtement des enfants est comme le réveil d'un mode fondamental de fonctionnement de notre vie psychique. Ce dernier, normalement dominé aujourd'hui par un pouvoir directeur de nouvelle formation, reprend sa suprématie perdue dans certains états morbides ».

— « Que d'objections, dit contrairement Simon, toujours dans son travail sur la catatonie, à faire à l'hypothèse négativiste! Pour chaque mouvement musculaire, selon Kræpelin, nous mettons en œuvre non seulement les muscles producteurs de ce mouvement, mais aussi les muscles antagonistes ; de même, dans les cas de négativisme, à côté de la représentation du mouvement incité par les excitations extérieures, se dresse aussitôt la représentation du mouvement opposé. Cette comparaison est si souvent reproduite qu'il semble qu'elle mette l'esprit en possession, par analogie, d'une conception satisfaisante du négativisme.

» Il y a cependant, entre les phénomènes ainsi arbitrairement rapprochés, une différence capitale ; pour s'exercer sur les muscles antagonistes, l'activité volontaire n'en concourt pas moins, en effet, à produire l'effet voulu ; il s'agit là, malgré l'apparence, non de contractions opposées, mais synergiques. Cela n'est point ce qui se passe dans le négativisme. Nous ne pouvons comprendre celui-ci sans que nous soit expliquée la suprématie de cette action antagoniste ».

(9) Kræpelin, *Psychiatrie*, 6ᵉ édition. Leipzig, 1899.

Weygandt (10), voit dans le négativisme actif, comme d'ailleurs dans le négativisme passif, le résultat d'une association d'idées, c'est-à-dire l'opposition simultanée de l'idée contraire et de l'idée vraie du mouvement voulu ou commandé ; l'idée contraire ayant la suprématie et produisant ainsi le mouvement exactement opposé.

Masselon (11) en donne une explication psychologique qui nous complaît davantage et qui montre que le négativisme peut n'être pas spécial à la démence précoce.

« Peut-être faut-il voir dans ce phénomène, dit-il, une forme d'activité automatique de l'esprit, analogue à l'imitation, mais se produisant en sens inverse ; un ordre ou un conseil n'évoqueraient dans l'esprit qu'une association contrastante de résistance à cet ordre ou à ce conseil.

» Il y a beaucoup de puérilité dans le négativisme ; on le rencontre d'ailleurs chez un grand nombre d'enfants, et souvent il survient chez un des malades que l'on a fatigués. Il apparaîtrait alors comme un symptôme de l'épuisement rapide de ces malades ».

4° STÉRÉOTYPIES. — La stéréotypie, dit Kræpelin, qui a toujours donné pour les symptômes de la démence précoce des descriptions impeccables, est un état spécial « caractérisé par la durée anormale des impulsions motrices, qu'il s'agisse d'une contracture permanente d'un certain groupe de muscles ou de la répétition d'un même mouvement ».

Ricci (12) et Cahen (13) les divisent en :

α. Stéréotypies d'attitudes (akinétiques).

β. Stéréotypies de mouvements et d'actes (parakinétiques).

---

(10) Weygandt, *Atlas manuel de psychiatrie,* édition française de Roubinovitch, Paris, 1904.

(11) Masselon, *Psychologie des déments précoces,* thèse, Paris, 1902.

(12) Ricci, Les stéréotypies dans les démences et surtout dans les démences consécutives *(Riv. sp. di fren.,* 1890).

(13) Cahen, Contribution à l'étude des stéréotypies *(Arch. de neurol.,* déc. 1901).

a). Les stéréotypies d'attitude, d'après Dromard (14), se divisent à leur tour en générales (stéréotypies d'attitude du corps) et locales (stéréotypies d'attitude de la figure, par exemple).

On joint à ces stéréotypies d'attitude les tics et aussi les grimaces et le rire, les tics tenant à la fois des stéréotypies d'attitude et de mouvement.

b) Les stéréotypies de mouvements, qui sont maniérés, sont au contraire :

De gestes, de langage, d'écriture (qui peut être en miroir), de marche, d'actes enfin.

Les stéréotypies graphiques, en particulier, d'après L. Marchand (15), qui en cite un cas remarquable, sont un indice de chronicité de l'affection mentale, mais n'indiquent nullement la marche d'une démence commençante.

Le sujet qu'il a étudié au moment où il écrivait ses lettres, présentait un délire de persécution. Les écrits ont cessé avec la représentation du délire, et aujourd'hui il est classé dans le groupe des déments précoces. Il conclut : « Notre cas montre combien de malades chroniques, considérés comme des déments ne le sont pas. Ce sont des chroniques qui présentent des troubles mentaux aussi variés qu'il y a de malades ».

Ces stéréotypies se rencontrent également et fréquemment dans la confusion mentale chronique, et sont loin d'être spéciales à la démence précoce.

5° Echolalie, échopraxie, échomimie : Ces trois phénomènes qui se rattachent à la suggestibilité sont à rapprocher les uns des autres.

L'échopraxie est en effet un phénomène moteur où l'image du mouvement vient impressionner les centres du malade par la voie visuelle. Si le sujet est un torpide, l'image persiste accompagnée du mouvement correspondant ; mais pour être

---

(14) Dromard, Etude clinique sur la stéréotypie des déments précoces (*Arch. de neurol.*, mars 1905).

(15) L. Marchand, Stéréotypie graphique chez un dément précoce, *Journ. neurol.*, 1906.

torpide il n'est pas nécessaire d'être catatonique ; aussi ces trois caractéristiques nouvelles de la forme catatonique n'ont-elles rien de spécial, elles non plus.

Chez le dément, l'image ne persistera pas, d'autres images venant rapidement remplacer celle-là ; c'est un caractère différentiel de plus entre le dément et le stupide.

Quant à l'écholalie, elle est aussi une forme de la suggestion ; un mot entendu s'imprime dans l'esprit, et est immédiatement traduit sous sa forme motrice.

L'écholalie, dit Masselon, « est un phénomène physiologique ; on la trouve chez les enfants. Originellement, nous avons tendance à répéter ce que nous entendons : ce n'est que grâce au développement de notre réflexion que notre systématisation personnelle d'idées s'oppose à la simple reproduction des associations venues du dehors : la personnalité est inhibitrice ; elle n'accepte ce qui vient de l'extérieur qu'après l'avoir transformé et l'avoir fait sien. Or, la caractéristique des déments précoces est précisément l'incapacité de l'effort mental qui caractérise la réflexion : tout état de conscience tend à vivre isolé ; une foule de phénomènes extérieurs s'imposent brutalement à leur esprit et sont reproduits par eux sans modification.

» L'écholalie est un de ces phénomènes imitatifs ; l'échopraxie en est un autre (échopraxie pour les mouvements, échomimie pour les attitudes ».

6° Rires et grimaces. — Ce sont des symptômes secondaires se rencontrant dans toutes les formes de démence précoce, mais surtout dans la forme catatonique. Comme les autres symptômes précédemment cités, ils sont surtout associés à la stupeur ; par suite se rencontrent dans tous les états où il y a stupeur et en plus dans beaucoup d'autres, les névroses en particulier.

Hecker, dans une observation de démence paranoïde ayant terminé une démence précoce catatonique, dit :

« Un des premiers symptômes constatés fut un rire incoercible qui se présenta quelques années avant l'éclosion de la maladie, au milieu des occupations les plus sérieuses, pendant la prière du matin, par exemple ».

Ce rire peut en effet exister sur un fond triste ; ce caractère est fréquemment observé dans la paralysie générale progressive.

Il serait intéressant de l'étudier, en particulier de savoir quand, comment, et pourquoi le sujet rit ou sourit. Mais, sans compter que ce serait une étude de longue haleine qui n'entre pas dans notre cadre, il faudrait surmonter les difficultés résultant, d'une part de la torpeur cérébrale du malade qui aurait à répondre, et dans une certaine mesure aussi de son négativisme.

L'explication en est fort difficile. « Que sont, par exemple, dit Simon, ces sourires qui passent quelquefois sur la figure des stupides et que prétendent vides les partisans de leur néant cérébral ?

» Les rires, au milieu d'un état dépressif, ne sont souvent ainsi l'indice que de la multiplicité des idées délirantes qui occupent l'esprit des malades ».

Les grimaces sont aussi multiples et se rattachent, comme le rire d'ailleurs, aux tics, dérivés eux-mêmes des stéréotypies.

Il y en a de particulières, la grimace spéciale de la bouche en groin, en coin (observée fréquemment chez notre malade de l'observation XII) ; elles n'ont rien de spécial à la démence précoce se rencontrant souvent dans de multiples états, en particulier la confusion mentale aiguë.

7° Suggestibilité. — Son mécanisme est en rapport toujours avec l'état d'apathie intellectuelle ; et la suggestibilité se trouve ainsi une caractéristique de tous les apathiques.

La suggestibilité, qui est, pour Deny et Roy (16) « une tendance générale, permanente et instinctive à adopter toute sollicitation venue de l'extérieur, quelle qu'en soit la nature », comprend l'obéissance passive, l'echomimie, l'echopraxie, l'écholalie déjà signalées, la flexibilité cireuse enfin, qui est une composante de l'état cataleptoïde.

8° Délires. — Nous allons voir successivement les principaux délires de la démence précoce. En dehors de la forme simple qui n'en présente pas, il en existe dans chacune des autres.

---

(16) Deny et Roy, *La démence précoce*, Paris, 1903.

Dans la catatonie, le délire vague, mystique ou autre, jamais coordonné, est un délire formé au hasard de l'activité sous-consciente psychique. Les associations automatiques de l'esprit s'y donnent libre cours et il n'a rien de spécial. C'est la rêverie automatique de tous les apathiques intellectuels.

La forme hébéphrénique de la démence précoce a été aussi appelée forme délirante ; elle représente la démence précoce de la puberté, presque toujours incurable.

L'hébéphrénie présente des degrés, une forme grave et une légère avec des intermédiaires. Nous prendrons la forme intermédiaire à ces deux extrêmes, forme simple, où la catatonie, ce qui arrive fréquemment, ne vienne pas se mêler.

La première période, jusqu'à l'apparition des symptômes délirants, n'a rien de spécial ni à la démence précoce ni aux dégénérés ; la démence terminale non plus ; seule la période d'état est intéressante, et le délire hébéphrénique en particulier qui en est le symptôme capital pour ne pas dire unique.

Quels sont ses caractères ? Voici ce qu'en dit Régis (**17**) : « C'est un délire confus, sans tendance à la systématisation ; l'imprécision, le vague et la mobilité des conceptions est énorme ainsi que l'importance et la multiplicité des hallucinations ou des interprétations délirantes. Comme contenu, il est formé d'idées variées de grandeur, d'énormité, de mysticisme, de sexualité, de persécution, de culpabilité ou auto-accusation, de ruine physique ou morale, d'hypocondrie, de négation, d'altération de la personnalité, idées presque toujours polymorphes, bizarres, puériles, absurdes et mobiles ».

Ce délire se rapproche donc énormément du délire polymorphe des dégénérés, le plus souvent à base d'interprétation délirante, mais le délire polymorphe de l'hébéphrénie en diffère cependant, et l'hébéphrénique est un confus plus qu'un dément, et un rêveur plus qu'un dégénéré.

La forme paranoïde, pour Kræpelin, comprend, outre des démences précoces, les paranoïas hallucinatoires, c'est-à-dire

(17) Régis, *Précis de psychiatrie,* 3ᵉ édit., Paris, 1906.

tous les délires systématisés hallucinatoires progressifs aboutissant à la démence ; mais, comme cette opinion est très peu admise, nous ne nous occuperons que de la démence paranoïde.

Masselon (18) la définit ainsi : « Affaiblissement intellectuel à développement précoce, s'accompagnant de troubles sensoriels (hallucinations) et de conceptions délirantes, qui, quoique mal systématisées, présentent un caractère de fixité beaucoup plus grand que dans les autres formes ».

Cette forme de démence précoce, en dehors de son délire, n'a rien de particulier dans son début, sa terminaison, ses autres symptômes. C'est donc le délire que nous étudierons.

Il est variable, mystique ou érotique, de grandeur ou de persécution, d'hypocondrie parfois ; il se fixe stéréotypiquement plutôt qu'il se systématise ; enfin, point essentiel, il ne progresse pas. Les idées sont multiples et absurdes le plus souvent.

Il se différencie essentiellement ainsi du délire systématisé progressif, du délire systématisé d'interprétation de Sérieux, et des délires des dégénérés plus généralement. Il a, au contraire, un fond de confusion qui se trahit dans sa fixité, sa niaiserie, son absurdité.

Il ne faut pas ignorer à ce sujet que le confus mental chronique au lieu d'être inerte, passif, absent, peut être un délirant halluciné, pouvant même aller jusqu'à une systématisation grossière de son délire, qui sera identique de tous points à ce délire paranoïde de la démence précoce.

Il se différencie du délire polymorphe des dégénérés. A son sujet, Anglade (19) s'exprime en ces termes :

« La confusion mentale avec délire systématisé ressemble d'assez près à certains délires observés chez les débiles : la nosographie exige cependant qu'on ne confonde pas des types qui, par leur origine, leur étiologie, leur évolution, doivent rester distincts. En fait, la confusion mentale est un trouble

---

(18) Masselon, *La démence précoce,* Paris, 1904.

(19) Anglade, *Traité de pathologie mentale.* de G. Ballet. Paris, 1903. Art. « *Confusion mentale* ».

accidentel, acquis, que les anamnestiques permettent de distinguer de l'insuffisance cérébrale due à une tare originelle défec-
tueuse. Le délire qui l'accompagne apparaît souvent brusquement, tente de s'organiser, puis s'efface spontanément pour
faire place à un autre ». —

'B. *Symptômes physiques.*

Les symptômes physiques sont communs à toutes les formes
de démence précoce, mais aussi à bien d'autres psychoses et
névroses, en particulier à la confusion mentale chronique. Nous
allons retrouver exactement, et nous les mettrons dans le même
ordre pour mieux les comparer, tous ceux que nous avons vus
dans cette dernière affection ; nous n'en ferons qu'une étude
rapide et critique, car ils présentent peu d'intérêt pour nous.

1° Céphalée. — Symptôme du début de la démence précoce,
de la plus haute importance. Cette céphalée, très rare dans les
folies pures, de règle dans les psychoses toxi-infectieuses, traduit le plus souvent une infection ou une intoxication, et est un
signe en faveur de l'hypothèse toxique comme cause de l'entité
de Kræpelin.

Dans la phase vraiment d'état de la maladie, on le trouve
bien moins souvent et il n'a plus que la valeur d'un signe épisodique.

2° Insomnie. — Il en est de même de l'insomnie ; elle est peut-
être plus rare que dans la confusion mentale et sa présence n'a
rien de caractéristique.

3° Réflexes. Troubles vaso-moteurs. — Les réflexes tendineux
sont le plus souvent exagérés. Les réflexes cutanés amoindris.
Mais rien n'est constant et ce n'est guère qu'à la période terminale qu'ils présentent des troubles sérieux.

Dide a voulu constater dans la démence précoce un syndrome
réflexe consistant en exagération des réflexes tendineux, diminution ou abolition des réflexes cutanés, hypertonus musculaire.

Sans compter que ce syndrome est loin d'être pathognomonique (son auteur d'ailleurs ne le conteste pas), il se trouve dans différents états psychopathiques (mélancolie, confusion mentale), accompagnés de stupeur et, en tous cas, ne paraît tributaire que de cet état de torpeur et non particulièrement de la démence précoce. Sa formule même est très discutable.

Les pupilles sont dilatées généralement, parfois inégales (Blin) (20).

Les réflexes pupillaires sont variés; le réflexe de Piltz ou réflexe paradoxal à la lumière est très commun.

Rien de spécial par suite du côté réflexe.

Il en est de même des troubles vaso-moteurs habituels, tels que la cyanose, le refroidissement des extrémités, la diarrhée, le dermographisme, les œdèmes.

Au sujet des œdèmes, il en est un d'assez caractéristique, c'est le pseudo-œdème, dit pseudo-œdème catatonique.

Pour Trepsat (21), cet œdème à peu près constant est non douloureux, localisé en général à la face dorsale du pied, élastique, n'admettant pas l'empreinte du doigt et ne disparaissant pas par le repos. Il semble en rapport avec les troubles cérébraux.

4° Tremblement, très inconstant, peu accusé en général.

5° Sensibilité. — Nous avons vu que dans la confusion mentale chronique la sensibilité ne subissait que quelques modifications, elle était plutôt diminuée. Il en est de même de la démence précoce, en ce qui concerne la sensibilité générale en particulier. C'est ainsi qu'Archambault (22) a pu citer le cas d'un hébéphrénique qui s'était introduit sous la peau, à divers endroits du corps, des morceaux de gros fil de fer. Lorsqu'on les retira, il ne réagit nullement et ne ressentit rien: il est fort probable que, dans ces cas, ce n'est pas la sensibilité qui est lésée; c'est

---

(20) Blin, *Étude des manifestations oculaires de la démence précoce,* thèse Paris, 1905.

(21) Trepsat, *Étude des troubles physiques dans la démence précoce hébéphréno-catatonique,* thèse Paris, 1905.

(22) Archambault, *Troubles de la sensibilité dans la démence précoce* (Congrès de Bruxelles, 1903, 2e vol., p. 61).

la réaction à la douleur par apathie psychique qui est atteinte, La sensibilité est d'ailleurs rarement aussi émoussée.

6° Gatisme. — Le gâtisme est fréquent chez les déments précoces ; mais on doit distinguer deux périodes chez eux à cet égard ; l'une où le gâtisme est intermittent quoique plus prononcé peut-être, l'autre où il est continu. Dans la première phase, qui est la phase de début et d'état, ce gâtisme est un gâtisme psychique analogue absolument à celui de la confusion mentale ; à la fin, c'est le gâtisme de la déchéance véritable, définitive et absolue, le gâtisme de la démence.

7° Agitation. — Les accès d'agitation sont très fréquents dans la démence précoce ; ils peuvent être ordinaires, ou se manifester au contraire par des impulsions subites, tendance aux fugues ou aux violences.

Ces accès d'agitation se trouvent aussi bien chez les déments véritables, que chez les dégénérés, que chez les confus. Ils n'ont qu'une signification, c'est l'affaiblissement de l'activité consciente au profit de l'inconsciente.

8° Troubles variés des divers organes, fréquents, en particulier les troubles gastro-intestinaux, la dénutrition, les troubles de la menstruation. Ils seront d'autant plus à surveiller qu'ils ajoutent leur cause d'auto-intoxication à celles qui peuvent déjà exister.

9° Fièvre. — D'ordinaire la température est au-dessous de la normale. Dans l'organisme du dément précoce, comme dans celui de tout chronique, la vie est ralentie.

Des poussées de fièvre peuvent bien survenir, mais l'apyrexie est de règle.

10° Nous ne dirons rien ici des ictus avec ou sans convulsions, avec ou sans paralysie consécutive, ni des troubles hystéro-neurasthéniques, réservant cette étude pour le paragraphe qui concerne la critique du début de la démence précoce ; ce sont en effet des symptômes précédant la période d'état.

11° Urines : Quantité au-dessous de la normale,
　　　　　Densité augmentée,
　　　　　Urée nettement diminuée,

Phosphates normaux,

Chlorures augmentés,

Albumine, présence variable et minime.

Ces analyses prouvent une seule chose, c'est que les déments précoces ont leurs échanges nutritifs ralentis. L'albumine que l'on trouve surtout à la période aiguë est probablement un indice d'infection (action du poison sur les organes éliminateurs).

12° Sang. — Ces examens hématologiques sont donnés après chacune des observations où ils ont été pratiqués par nous. Nous en réservons la critique pour un paragraphe spécial.

C. *Psychologie critique de la démence précoce.*

Nous avons, dans la première partie de notre travail, esquissé une étude psychologique de la confusion mentale chronique. Pour le faire, nous nous sommes largement inspiré de la thèse de Masselon (23) « Psychologie des déments précoces ». Dans ce paragraphe, nous ne reviendrons pas sur les généralités ni sur les détails des expériences. Nous superposerons les résultats des diverses épreuves et des conclusions partielles ou générales, de notre étude et de celle de Masselon pour voir les rapports qui existent entre eux.

Aussi exposerons-nous simplement ces résultats brutaux et nous ne donnerons que les plus caractéristiques, puisque les données imposées aux malades sont les mêmes que précédemment.

Nous allons voir ainsi l'identification absolue de l'état psychologique du dément précoce et du confus mental chronique.

Le plan adopté est bien entendu le même :

1re partie : Troubles de l'intelligence.

2e partie : Troubles de l'émotivité et de l'affectivité.

3e partie : Troubles de la volonté et de l'activité motrice.

Conclusions.

---

(23) Masselon, *Psychologie des déments précoces*, Thèse Paris, 1902.

PREMIÈRE PARTIE : TROUBLES DE L'INTELLIGENCE. — *Troubles de l'attention,* ou plus exactement troubles de la faculté d'application de l'esprit.

Sont de la première importance.

1re épreuve : Montrer quelques objets au malade et lui en demander le nom.

« Nous présentons, dit Masselon, à Mme M... qui parle sans cesse, une horloge, et la prions de nous en donner le nom.

» C'est un petit buffet, une heure, une montre ».

» Une balance... « C'est une justice, une balance ».

» A M. W..., qui répète sans cesse les mêmes phrases, nous présentons un violon... « C'est un emprisonnement, un violon, un violoncelle, un violon ».

» Mme B... nomme à tort et à travers ».

Il peut arriver, continue-t-il, que :

« 1° L'objet n'a pas été reconnu.

a) C'est par absence de netteté des représentations sous l'influence de la distraction, trouble de l'attention.

b) C'est par affaiblissement dans la conscience de l'image souvenir ou effacement du rapport qui existe entre cette image souvenir et l'image présente, trouble de la mémoire.

» 2° L'objet a été reconnu, mais le mot qui le représente n'a pas été trouvé.

a) Trouble de l'attention lorsque l'esprit ne peut fixer suffisamment l'image motrice verbale qui va se présenter, et se laisse entraîner vers d'autres associations.

b) Trouble de la mémoire, quand l'association est rompue entre la représentation sensorielle de l'objet et la représentation verbale.

» Le plus souvent ces causes s'entremêlent ».

2e épreuve : Correction d'épreuve.

« Quelques malades ne peuvent barrer même les premières lettres ; ils ne peuvent fixer leur attention suffisamment ; il s'agit de malades excités ou dans la stupeur.

» Les autres l'accomplissent lentement parce que tous leurs processus psychiques sont lents et témoignent d'une moindre activité de leurs cellules cérébrales ».

3° Epreuve : Copie de phrases et de chiffres.

Plusieurs groupes sont à noter :

« Un premier contient les malades qui ne peuvent accomplir l'épreuve parce qu'ils ne peuvent fixer suffisamment leur attention sur la copie. Il y en a qui négligent de regarder le texte, écrivent au hasard. Une malade en particulier copie les premiers mots, s'interrompt pour faire une remarque sur un objet extérieur ou écrire quelques mots en rapport avec sa préoccupation du moment.

» Un autre groupe de malades accomplit l'épreuve, mais avec de nombreuses erreurs, et en intercalant dans le texte des mots stéréotypés. Le nombre d'actes de copie est infini.

» Un troisième groupe comprend les malades qui accomplissent correctement l'épreuve, mais avec un plus ou moins grand nombre d'actes de copie. Il s'agit de malades calmes, de ceux même qui sont plongés dans un état de demi-stupeur.

» La plupart ne copient pas plus de cinq mots en moyenne pour la phrase facile et trois pour la difficile. Quant aux chiffres arrangés par nombre, la plupart copient un seul nombre, qu'il soit formé de 2, 3 ou 4 chiffres ».

Notre sujet de l'observation III était identique.

4° Epreuve : Analyse d'un dessin.

« La plupart ne peuvent fixer l'attention d'une façon continue pendant les cinq secondes : ils causent, rient, sont distraits, quelques-uns même incapables de fixer le dessin.

» D'autres essaient, puis s'arrêtent.

» D'autres enfin le reproduisent après deux, trois ou plusieurs expositions.

» Il n'en est qu'un petit nombre qui arrivent à parfaire l'épreuve : il s'agit de malades fixant plus facilement leur attention ».

5° Epreuve : Calculs de Sommer. « On doit considérer cette épreuve à deux points de vue :

» 1° En tenant compte de la manière dont les malades s'en acquittent.

» 2° En tenant compte des résultats.

» Dans un premier groupe, le malade ne prête pas attention à la question qu'on lui pose.

» Dans un second groupe, l'énoncé du problème le surprend en état de distraction.

» Dans un troisième, le malade fait une réponse immédiate; il agit ainsi quand le problème est excessivement facile, ou bien c'est au hasard qu'il donne un résultat quelconque.

» Chez un de ces malades, les résultats des multiplications sont toujours exacts; il en est de même de la plupart des additions et des divisions simples; ce sont les soustractions qui donnent le plus gros chiffre d'erreurs.

» Le temps qu'il met à fournir chaque résultat est généralement long, sauf pour les multiplications, qui sont résolues immédiatement; très souvent il faut insister.

» Il arrive assez souvent que le malade esquisse un commencement de raisonnement logique qu'il ne peut poursuivre jusqu'au bout.

» Quelquefois aussi le raisonnement est illogique.

» Ces diverses épreuves permettent de noter un caractère important commun à tous ces malades : l'impossibilité de fixer leur esprit d'une façon continue, soit sur une représentation, soit sur un objet extérieur, incapacité qui se montre dans les plus petits détails.».

Nous avons vu que l'état de l'attention était identique chez les confus mentaux chroniques.

Temps de réaction. — C'est *l'épreuve n° 6*.
Les résultats sont :

« 1° La durée du temps de réaction est le plus souvent considérablement augmentée chez les déments précoces.

» La moyenne des temps les plus courts est égale à 371 σ environ.

» 2° La durée du temps de réaction varie beaucoup. Elle augmente avec la durée de l'épreuve, l'attention du malade faiblissant sous l'influence de la fatigue.

» 3° Il y a parfois des réactions anticipées.

» 4° Les résultats du temps de discernement sont très défectueux ; la plupart en sont incapables, les autres capables ou non, suivant les circonstances.

» Dans certains cas, en résumé, la lenteur des temps de réaction est due à la distraction ; chez d'autres, c'est l'expression d'une lenteur excessive des processus psychiques, laquelle traduit l'engourdissement de l'activité cérébrale ».

Mêmes résultats chez les confus chroniques.

Troubles du souvenir. — « On pourrait conclure des réponses des malades qu'ils ont conservé tous leurs souvenirs, mais qu'ils sont incapables de les rappeler au moment opportun, et on pourrait ne voir dans ces troubles de la mémoire que des troubles de l'attention ; mais c'est plutôt la réciproque qui est exacte, et les troubles de l'attention paraissent être le résultat de l'obscurcissement des souvenirs.

» Au point de vue de la mémoire des faits anciens, nos malades sont caractérisés par ce fait que le nombre des souvenirs qu'ils peuvent utiliser pour leur vie consciente devient de plus en plus restreint, mais il ne faudrait pas en conclure que ces souvenirs sont détruits, car ils apparaissent en certaines circonstances.

» L'effacement des souvenirs ne se manifeste qu'assez tardivement dans l'évolution de la démence précoce, il est secondaire.

» Si le malade guérit, il rentre en possession de tous les souvenirs qui avaient été momentanément effacés au cours de sa maladie.

» L'action du poison de la démence précoce est donc moins rapidement mortel pour la cellule cérébrale que celui de la paralysie générale, où on voit les souvenirs primitivement atteints et détruits. Cette disparition précoce des souvenirs indique la destruction même de la cellule. Ici l'activité est engourdie, mais la cellule n'est pas complètement détruite.

» Les troubles de la mémoire envisagés sous ce jour ne sont que des troubles de l'activité cérébrale, nous semble-t-il ».

Quant à l'amnésie antérograde, voici la conclusion de Masselon : « L'image n'est pas conservée, parce que les malades ne

songent pas à la conserver, et ils ne songent pas à la conserver
parce qu'ils ont des distractions continuelles.

» Il y a incoordination profonde des souvenirs.

» Nous voyons, par cette analyse, que l'incapacité de conserver les souvenirs reconnaît pour cause l'état profond de désagrégation psychologique qui se traduit surtout par des troubles
de l'attention. Aussi doit-on considérer cet état de désagrégation
psychique comme primitif dans la disparition progressive des
images souvenirs ».

Nous avons constaté les mêmes symptômes chez nos confus
mentaux chroniques.

Les troubles du langage et par suite de la parole marchent
de pair avec ceux du souvenir. Ils consistent en :

« 1° Diminution progressive du nombre des représentations
verbales ;

» 2° Établissement permanent de certaines d'entre elles qui
tendent à se fixer et à occuper sans cesse le champ de la conscience, parfois même la création d'images verbales nouvelles
constituant des néologismes.

» Quand nous parlons de disparition des éléments de l'esprit,
nous voulons entendre seulement que ces éléments ne reparaissent plus à la conscience du malade, mais nous ne préjugeons
en rien du sort définitif de ces éléments ; il est certains cas de
démence précoce qui guérissent et chez lesquels toutes les
représentations disparues reparaissent.

» La disparition des représentations n'est pas systématisée
(elle est toutefois progressive), c'est-à-dire qu'un certain jour le
malade ne pourra évoquer telle ou telle représentation qu'il
pourra évoquer le lendemain.

» On ne peut porter de conclusions bien fermes sur les troubles
du langage ; leurs caractères principaux sont d'être très mobiles,
d'exister chez les malades présentant une légère excitation
intellectuelle et de paraître en rapport avec un effacement des
représentations verbales et des troubles de l'attention ».

La diminution progressive du nombre de représentations

verbales existe également dans la confusion mentale chronique ;
les néologismes y sont peut-être moins fréquents.

Troubles de la coordination des idées. — « Nous touchons ici
au point suprême de notre étude, car c'est précisément dans la
systématisation des idées que l'intelligence est frappée tout
d'abord ; c'est ici que se manifestent les premiers troubles de
l'activité intellectuelle.

» Pour les résultats, il faut s'occuper de deux groupes principaux : l'un est constitué par des malades calmes, chez lesquels
l'apathie intellectuelle est très prononcée ; l'autre par des malades agités ou témoignant, au moins en apparence, d'une certaine activité intellectuelle.

» Peu importe pour les résultats ».

Epreuve 7 : Construire une phrase avec lecture, papier,
chiffre.

« Voici ce que Mlle Bin... écrit :

» La lecture

» On écrit bien sur du papier

» Le 2, c'est un chiffre

» La lecture est sur du papier ; on y trouve aussi 2 c'est un
chiffre.

» Le malade éprouvera une grande difficulté pour se mettre au
travail, froncera sans cesse les sourcils, semblera faire de grands
efforts intérieurs pour rassembler et coordonner ses idées. En
outre mille suggestions venues du monde extérieur, un objet
situé sur la table d'examen, un bruit, un mouvement quelconque, viendront encore augmenter les difficultés qu'il éprouve
à fixer son attention.

» Il y a là déjà difficulté pour coordonner les idées ; l'incapacité de systématiser les représentations, la persistance dans
l'esprit de mots ou de représentations qui ne sont pas absorbés
par la personnalité, traduisent une apathie intellectuelle considérable, une véritable catatonie cérébrale.

» Nous trouvons dans cet état de désagrégation psychologique,
dans cette impossibilité de rattacher les éléments nouveaux

aux faits anciens, une des principales causes d'un fait considérable caractéristique, l'impossibilité d'acquérir des connaissances nouvelles.

» L'incapacité de systématisation des idées existe par un véritable engourdissement cérébral ; l'esprit est inactif ; il reçoit certaines impressions et les conserve indéfiniment : ce qui est la condition de notre vie consciente, le changement, est détruit, toute représentation a tendance à durer et à se répéter sans cesse ».

Epreuve 8 : Définir certains mots :

« Nous allons constater là, comme dans les troubles de l'attention, que chez certains de nos malades une image présente n'évoque plus dans l'esprit du malade l'image adéquate ressentie antérieurement, mais une quelconque des images qui, à un moment donné, ont été en rapport avec elle. Ces faits peuvent s'expliquer, nous semble-t-il, par un état d'apathie, d'engourdissement de la cellule cérébrale, d'inactivité de l'esprit.

» M. Bergson (24) expliquait l'incohérence de nos rêves par cette cause.

» Il montrait que, dans l'état de veille, notre esprit est dans un état de tension et d'activité continuelles : nous entendons l'aboiement d'un chien et l'impression présente évoque immédiatement dans notre esprit l'image d'un chien aboyant ; le même aboiement perçu lorsqu'il était dans un état de demi-sommeil, évoqua dans l'esprit de M. Bergson une assemblée publique d'où s'élevaient de grandes rumeurs.

» Nous voyons dans le premier cas l'action de l'activité de l'esprit : à l'état de veille, recevant des impressions d'une façon claire et précise, l'esprit évoque immédiatement l'image précise et claire correspondante. Dans le second cas, sous l'influence de la modification physiologique particulière du cerveau dans l'état de demi-sommeil, la même impression perçue d'une façon vague évoque des images qui restent imprécises et qui n'entretiennent avec elle que des rapports très lointains.

---

(24) Bergson, Le rêve, *Bulletin de l'Institut psychologique international,* 1901.

» Nous observons ces phénomènes chez tous nos déments précoces. Mais l'apathie intellectuelle est tellement grande chez
certains d'entre eux que l'image présente existe seule dans la
conscience, n'évoquant aucune autre image. Nous pouvons comparer cet état à celui du rêve; mais ici l'incoordination est beaucoup plus profonde que dans le rêve. Dans le rêve, en effet,
subsiste encore une certaine activité profonde de l'esprit. Nos
rêves reflètent, en une certaine mesure, notre personnalité
même. Ici l'engourdissement cérébral et par suite l'imprécision
des impressions et des images sont beaucoup plus profonds.

» Il faut cependant à nos sujets un certain degré d'activité
intellectuelle pour permettre les faits de cette *expérience 8.*

» Les résultats montrent que les malades ont de l'apathie
intellectuelle se traduisant par une incapacité :

» 1° De percevoir les divers éléments d'une représentation
mentale quelconque;

» 2° De systématiser ces éléments en un groupe adéquat à la
réalité;

» 3° De les rapprocher d'un groupe antérieurement connu;

» 4° De repousser les associations incohérentes qui tendent à
dissoudre cette systématisation.

» Tous nos malades, dit Masselon, présentent donc à un degré
plus ou moins accentué de l'incoordination des idées ».

Nous sommes arrivé, par nos expériences chez nos confus
mentaux, à des résultats identiques.

*Troubles de l'assimilation, de la perception, de la compréhen-
sion.* — I. Troubles de l'orientation :

« 1° Les malades apprécient très mal l'entourage ou les menus
incidents de la vie journalière.

» 2° Ils savent tout juste le nom de l'établissement où ils sont
internés.

» 3° Ils ignorent le nom du médecin, du surveillant.

» 4° Ils ont de l'inconscience presque totale du temps écoulé.

» 5° Ils ignorent l'année, la saison, le mois et la date.

» 6° Ils ne savent pas leur âge.

» Ils sont, par suite, complètement désorientés, mais ils n'en souffrent pas, ils ne cherchent pas à s'orienter par apathie intellectuelle.

» Le monde extérieur ne produit en eux aucune réaction d'intérêt : ils ne cherchent pas à le comprendre.

» Leur affaiblissement intellectuel s'oppose d'ailleurs à toute compréhension ; ils ne comprennent pas parce qu'ils ne remarquent pas, parce qu'ils ne s'y intéressent pas. L'activité cérébrale est engourdie ».

II. Troubles de la perception et de la compréhension :

Épreuve 9. — Lire à haute voix une anecdote et la résumer par écrit :

« La grosse majorité des malades font à peu près ceci : après deux ou trois lectures au plus, ils s'en déclarent incapables, ils n'ont pas compris. Si on leur dit de n'en lire qu'une partie, ils parviennent parfois à s'en souvenir, sauf quelques erreurs. Parfois la systématisation ainsi formée est brusquement interrompue.

» Ce qui leur manque donc, c'est le pouvoir de systématiser les impressions extérieures ; elles restent à l'état d'impressions isolées et ils ne les intègrent pas, ne les synthétisent pas.

» Les images souvenirs étant elles-mêmes très effacées, il arrive le plus souvent qu'un fait nouveau ne peut être assimilé ; il reste à l'état d'élément non reconnu ».

« Les troubles de l'intelligence ainsi étudiés, il nous reste à conclure. Nous avons trouvé :

» 1° Des troubles de l'attention ;

» 2° De la lenteur des processus psychiques ;

» 3° De l'effacement progressif des souvenirs ;

» 4° De la coordination impossible des idées ;

» 5° De l'affaiblissement progressif de la synthèse mentale.

» Chacun de ces troubles élémentaires, dit Masselon, nous a paru traduire un état de ralentissement progressif de l'activité cérébrale, une véritable apathie intellectuelle, exprimant le trouble organique profond, l'intoxication de la cellule cérébrale par un poison spécial encore inconnu, et qui produit en elle un engourdissement dont tous les symptômes observés ne sont que l'expression ».

Nous avons obtenu chez les confus mentaux chroniques, qui sont les malades les plus torpides qui puissent exister, un résultat analogue : la notion de l'apathie intellectuelle, comme base des troubles de l'intelligence.

Deuxième partie : Troubles de la vie émotionnelle et affective. — Nous avons vu déjà que cette étude correspondait à celle de l'état émotionnel qu'on ne peut faire qu'à l'aide de la simple observation.

Épreuve 10. — Voici les résultats donnés par Masselon :

« 1° Les résultats varient pour les odeurs et les saveurs, mais, en général, les déments précoces témoignent d'une indifférence très marquée aux sensations gustatives ou olfactives.

» 2° Les événements extérieurs ne les affectent pas. Aucune joie, aucune douleur. Cet état d'indifférence est lié d'ailleurs à leur état d'aboulie : on retrouve ici le trouble profond élémentaire de la démence précoce : l'état d'engourdissement de la cellule cérébrale, qui se traduit ici par l'incapacité de ressentir des émotions, l'inaction affective ; ces troubles sont intimement liés aux troubles de l'intelligence, ils sont de même nature.

» 3° Perte des sentiments affectifs, des sentiments de famille.

» Cette disparition des sentiments affectifs reconnaît certainement pour cause profonde l'apathie émotionnelle ; mais l'affaiblissement intellectuel y joue aussi un grand rôle.

» 4° Perte de tout sentiment des convenances.

» Négligeant leur toilette, ils perdent le souci des soins de propreté les plus élémentaires : leur saleté ne les choque pas ; ils ne la remarquent pas.

» 5° Ils ne souffrent pas de leur internement, ne demandent jamais leur sortie ; tout changement leur est indifférent ».

— « On ne saurait trop insister, comme conclusion, surtout au point de vue du diagnostic différentiel, sur l'importance de cet état d'indifférence émotionnelle qui est primordiale ».

De même qu'aux troubles de l'intelligence, nous avions trouvé apathie intellectuelle à la fois chez les déments précoces et chez nos malades, de même ici nous constatons la similitude des conclusions, par l'existence dans les deux cas de l'apathie émotionnelle.

TROISIÈME PARTIE : TROUBLES DE LA VOLONTÉ ET DE L'ACTIVITÉ MOTRICE. — *Volonté.* — « Les déments précoces ont un état d'indifférence primitif chez eux, dit Masselon.

» 1° Ils sont abouliques.

» Cet état est le résultat de troubles psychiques très complexes, mais ces troubles ne sont eux-mêmes que la traduction d'un état organique tel que toutes les fonctions psychiques se trouvent totalement engourdies, et dont la disparition des désirs est une des manifestations.

» 2° Sur ce fond d'aboulie, les suggestions prennent très facilement, tous ces malades sont dociles ». Ainsi s'explique le mécanisme de la suggestibilité ; c'est un corollaire de l'aboulie.

» 3° Cet état contraste avec un autre symptôme que l'on désigne sous le nom de négativisme, et qui se montre parfois primitivement dans l'évolution de la maladie ».

Activité motrice. — « Il nous faut étudier, dit Masselon, ce que deviennent les éléments de l'activité motrice, et les rapports qu'entretiennent leurs troubles avec ceux des autres éléments de l'esprit ; il nous a semblé trouver un parallélisme évident.

» 1° Aspect général : On voit, très primitivement chez ces malades, une série d'attitudes caractéristiques. Leur physionomie est immobile, les mouvements peu nombreux et mal coordonnés, les attitudes longtemps gardées.

» Nous observons donc dans la sphère motrice les mêmes phénomènes que dans la sphère intellectuelle ; certains éléments moteurs sont oubliés, tandis que d'autres tendent à se fixer. Le peu de spontanéité des mouvements reflète l'état d'inaction de la pensée : la lenteur des processus psychiques se traduit ici par la forme des mouvements, le peu de goût que ces malades semblent témoigner pour le changement, la tendance qu'ils éprouvent à conserver toujours la même attitude ».

Leur aspect général est maniéré, c'est le maniérisme si connu des déments précoces.

2° Attitudes provoquées : Catatonie.

On doit dire plus exactement attitudes cataleptoïdes et non catatonie. Nous avons en effet vu longuement, à la symptomatologie critique, et nous n'y reviendrons pas ici, la différence existant entre ces deux termes ; nous avons étudié la séméiologie de la catatonie, nous voulons voir ici seulement le mécanisme de ces attitudes cataleptiformes.

Ces réserves étant faites, « nous n'entrerons pas, dit Masselon, dans l'étude détaillée de ce symptôme ; la catatonie n'est d'ailleurs pas un état spécial aux déments précoces. Néanmoins, elle existe fréquemment comme mode de début de cette maladie, si bien qu'en présence d'un état catatonique prolongé, c'est surtout à elle qu'il faut songer ».

Puisque nous en sommes au mécanisme de ces attitudes, voyons ce qu'en dit Simon (25) :

« M. Bernheim, dit-il, trouve couramment la catalepsie dans son service d'hôpital à Nancy.

» Une manœuvre bien simple lui suffit à la provoquer. Il n'est pas besoin de grand appareil suggestif, peut-être le cercle des visiteurs qui accompagne le maître y ajoute-il son action ; quoi qu'il en soit, vous le voyez, après avoir pris contact avec le malade par quelques paroles, prendre la main de celui-ci, lancer le bras en avant et en l'air d'une impulsion un peu vive ; le bras s'arrête où il l'arrête, et le voilà, entre ses mains, instrument docile, qui garde désormais les positions qu'il lui plaît de lui donner. C'est que la brusquerie du geste a le caractère impératif d'un ordre ; le malade pense qu'il s'agit là d'une exploration comme une autre à laquelle il doit se soumettre, et

---

(25) Simon, *Nature et évolution de la catatonie* (Congrès international de médecine de Lisbonne, 1906).

s'y prête... S'il ne comprend pas, ça ne marche pas, mais c'est exceptionnel. Pour les infirmiers, c'est la même chose. Et demandez-leur ensuite pourquoi ils sont restés le bras en l'air, ils vous répondront : « Eh bien, je ne sais pas, vous l'avez mis comme ça », parce qu'ils sont habitués à ne pas discuter.

» Vous vous détournez sans rien leur dire, les uns remettent le bras dans le rang, les autres restent sous l'influence plus ou moins longtemps, hésitent sur ce qu'ils doivent faire, puis reprennent leur activité ordinaire. Peut-on dire cependant que leur volonté a été affaiblie ? Pas du tout, mais simplement que des mobiles spéciaux d'action sont momentanément intervenus ».

3° Echolalie, échopraxie, échomimie : « Chez le catatonique, le mouvement ainsi suggéré persiste, dit Masselon » ; c'est ce qui explique ces trois symptômes.

4° Stéréotypies : La seule différence qui existe entre les attitudes stéréotypées et les attitudes catatoniques consiste en ce fait que, dans les stéréotypies, ce sont des attitudes prises par le malade, dans la catatonie des attitudes passives.

Il en est de même des stéréotypies de mouvement.

Elles sont caractérisées par la durée anormale des impulsions motrices, et sont une résultante de l'apathie motrice.

5° Nous pouvons en détacher les tics, qui sont le plus souvent des mouvements stéréotypés : « L'activité motrice, dit Masselon, comme l'activité intellectuelle, se complaît dans la reproduction incessante du même mouvement. Nous rapprochons donc les tics de la stéréotypie. Il y a pourtant lieu de se demander si les tics ne seraient pas dus à un processus direct d'irritation de certains centres par le poison causal ».

La seconde théorie nous séduirait davantage, car on y voit toujours la présence du poison, qui forme un rapprochement de plus entre la confusion mentale et la démence précoce.

« La plupart de nos malades, dit Masselon, présentent de ces tics : l'un des plus typiques parmi eux est M. P... ; ce malade, en effet, n'a pas une minute de repos ; sans cesse il tiraille sa moustache, la relève, la rabaisse, fronce les sourcils, se passe la main dans les cheveux. Tout à coup, il tourne brusquement la tête ».

C'est absolument la mimique de notre malade de l'observation III atteint de confusion mentale chronique post-paludique.

« Tous ces tics s'accompagnent de troubles très nets de
l'attention.

» Ces mouvements stéréotypés et répétés ont pour cause profonde la désagrégation psychologique que nous avons déjà
signalée à propos des troubles du langage. L'esprit laisse en
dehors de son contrôle un grand nombre de mouvements qui
tendent sans cesse à la répétition : il y a là incoordination des
éléments moteurs qui coexiste avec l'incoordination des éléments
sensoriels observée précédemment.

» Ces tics moteurs ne sont pas différents des tics du langage ;
c'est le même phénomène dans des domaines différents.

» Se rapprochant des tics, nous devons citer ici encore les grimaces, en particulier celle de la bouche en groin, en coin, et qui
consiste en une projection en avant des lèvres.

» Enfin, les accès de rire, que nous avons vus si importants
dans la maladie ; ils sont non motivés, se présentent chez certains malades plongés dans la stupeur.

» Par leur répétition, dit Masselon, on peut penser peut-être
à une irritation spéciale d'un territoire cérébral déterminé ».

En conclusion, pour les troubles de la volonté nous trouvons
de l'aboulie, pour les troubles moteurs de l'apathie motrice.

Nous sommes arrivé au même résultat par notre étude sur
les confus mentaux chroniques.

Conclusions. — « Nous croyons donc, dit Masselon, que la
démence précoce est une maladie qui touche primitivement les
facultés actives de l'esprit.

» Apathie, aboulie, perte de l'activité intellectuelle, telle est
la triade symptomatique qui caractérise la démence précoce ».

On peut encore simplifier cette formule, nous semble-t-il.

Nous avons trouvé de l'apathie intellectuelle, émotionnelle
et motrice, et de l'aboulie. L'aboulie n'est que de l'apathie dans

son domaine particulier. Nous voyons donc que c'est là le trouble fondamental, surtout au début de la démence précoce.

« L'imprécision des impressions et l'incoordination des idées sont la première conséquence de la pauvreté de l'esprit. Ce n'est que secondairement qu'apparaît l'obscurcissement des éléments antérieurement acquis de l'esprit.

» Tous ces symptômes sont dus à un processus d'intoxication par le poison particulier de la démence précoce ».

Nous avons émis des conclusions analogues en ce qui concerne le trouble fondamental psychologique des confus mentaux chroniques à savoir : l'apathie sous toutes ses formes. L'hypothèse d'un poison causal est également un point commun de plus, la confusion mentale étant la psychose par excellence de la toxi-infection.

Tous les symptômes de la démence précoce nous avaient paru greffés sur un fond de torpeur cérébrale, de même tous les troubles psychologiques nous semblent dériver de l'apathie psychique.

Avant de terminer ce paragraphe, nous tenons à dire quelques mots de la difficulté du diagnostic différentiel de la démence précoce et de la confusion mentale, ainsi que des formes de cette démence précoce.

Les auteurs sont d'accord pour signaler la difficulté du diagnostic entre la démence précoce débutante et la confusion mentale aiguë. Il sera bien plus malaisé à la période chronique.

On devra, d'après Chaslin (26), avoir égard à l'âge peu avancé, mais souvent il faudra attendre la disparition des phénomènes tumultueux pour poser le diagnostic.

Sérieux (27), tout en admettant la conception Kræpelinienne, nous dit : « Bien des points restent encore obscurs, en particulier ce qui a trait à la distinction des variétés ou

(26) Chaslin, *La confusion mentale primitive*. Paris, 1895.
(27) Sérieux, *La démence précoce*, 1902.

espèces cliniques, groupées sous le nom de démence précoce, et aussi à la délimitation de cette affection et des démences secondaires proprement dites (démences vésaniques, démences consécutives aux infections) ».

On sait d'autre part, et les auteurs sont d'accord encore sur ce point, que la démence précoce hébéphrénique se rapproche de l'ensemble des psychoses toxiques et infectieuses, à base de confusion et à délire onirique.

Elle leur ressemble d'autant plus, dit Régis (28), qu'elle est considérée elle-même comme une psychose d'intoxication, qu'elle débute souvent par un accès aigu de délire hallucinatoire, enfin qu'elle se présente avec de la confusion et du délire imprécis, analogue au rêve.

Au reste, les cas de démence précoce non dégénératifs étant pour nous des confusions mentales chroniques, nous ne cherchons pas à les séparer; cela nous serait d'ailleurs difficile après l'identité de symptômes et de troubles psychiques que nous avons constatée.

Nous pensons que le diagnostic différentiel décrit par les auteurs entre la confusion mentale et la démence précoce, et qui repose sur l'intensité moindre de la confusion dans la démence précoce, est établi entre la démence précoce et la phase aiguë de la confusion mentale, alors qu'il ne s'agit pas encore de deux états chroniques.

Les cas de démence précoce qui ne sont pas des confusions mentales chroniques s'en différencient par l'absence de phase aiguë, et par l'installation lente et progressive de l'affaiblissement intellectuel spécial.

Quelles sont les formes de la démence précoce décrites par les auteurs? Si nous consultons Kræpelin (29), nous trouvons :

    1° Forme hébéphrénique;

    2° Forme catatonique;

---

(28) Régis, *Précis de psychiatrie,* 3ᵉ édit. Paris, 1906.
(29) Kræpelin, *Psychiatrie,* 6ᵉ édition, Leipzig, 1899.

3° Forme paranoïde avec ses deux variétés : démence paranoïde et Phantatische Verrücktheit.

D'autres auteurs reconnaissent une forme simple, des formes frustes, etc.

La forme fruste n'existe pas comme entité ; elle n'est que l'atténuation des autres formes.

La forme simple n'est qu'une démence précoce sans délire.

La Phantatische Verrücktheit de Kræpelin, étant peu admise par les auteurs comme forme de démence précoce, ne nous occupera pas.

Restent donc les trois formes capitales : catatonique, hébéphrénique, paranoïde.

Pourquoi le sujet affecte-t-il telle ou telle forme ?

« Dans une étude récente, Lugaro, dit Régis (30), développe l'idée que la diversité des formes de la démence précoce tient à la diversité de réaction à une même cause de la part de cerveaux d'âge différent. Il admet avec Kræpelin que les formes les plus précoces sont les formes hébéphréniques, puis les formes catatoniques, tandis que les formes paranoïdes pourraient être assez tardives. Aussi propose-t-il de ranger dans la démence précoce, comme une forme paranoïde tardive, le délire de persécution hypocondriaque de l'âge avancé, et peut-être même une bonne part des cas de mélancolie dite involutive.

» Les vues de Lugaro, dit Régis, ne nous paraissent pas répondre à la réalité des faits. Outre que c'est étendre à l'infini le domaine de la démence précoce que d'y faire entrer des psychoses d'âge et de formes si disparates, je puis dire que les quatre cas de démence précoce paranoïde les plus typiques que j'ai observés l'ont été chez des jeunes filles de vingt ans ».

La démence précoce affecte telle ou telle forme indifféremment, semble-t-il. Toutefois, comme nous le verrons, la forme hébéphrénique est surtout dégénérative, et affecte les sujets jeunes.

Ces trois formes, d'ailleurs, ne sont pas immuables ; un cata-

---

(30) Régis, *Précis de psychiatrie*, 3e édit. Paris, 1906.

tonique pourra par exemple devenir, dans le cours de sa maladie, un hébéphrénique et inversement ; d'autre part, certains malades sont difficilement classés dans telle ou telle catégorie.

Les symptômes des diverses formes sont à peu près semblables ; ainsi la catatonie peut être délirante, et le délire paranoïde ne diffère du délire hébéphrénique que par une tendance plus marquée à la fixité, à la systématisation.

En conséquence, et sans avoir la prétention de discuter ou de supprimer ces formes admises par la majorité des auteurs, nous pourrons toujours distinguer, nous semble-t-il, des démences précoces sans délire et des démences précoces délirantes.

Les déments précoces non délirants seront des déments précoces simples ou des catatoniques.

Les déments précoces délirants seront catatoniques, hébéphréniques ou paranoïdes.

En faisant remarquer que la confusion mentale chronique délirante possède souvent un délire de tous points semblable au délire paranoïde (nous en avons cité un bel exemple dans notre observation II), et que la confusion mentale chronique simple présente des caractères de même nature que ceux de la démence précoce sans délire, nous sommes amenés à voir dans ce fait un rapprochement très net entre les deux psychoses.

§ 2. Hématologie critique.

Dans cette étude, nous donnerons d'abord les résultats acquis par les auteurs ; nous les comparerons aux nôtres afin de conclure sur des données précises.

L'hématologie peut comprendre l'examen histologique, bactériologique et chimique du sang.

Nous avons délaissé les deux derniers, nous bornant à l'examen histologique et en particulier cytologique.

Que sait-on de l'hématologie de la démence précoce ?

Dide et Chenais (1) ont constaté une légère lymphocytose avec augmentation de éosinophiles qui atteignent le chiffre de 3,4 p. 100.

Lewis C. Bruce et A. M. S. Peebles (2) ont poussé plus loin ces recherches.

Ils disent :

a) Dans la phase aiguë de la démence précoce, il y a hyperleucocytose persistante et modérée avec exagération surtout des polynucléaires et des gros mononucléaires.

b) Dans la phase de stupeur, la leucocytose tombe dès le début au-dessous de 8.000, mais se relève bientôt. Les polynucléaires diminuent; avec l'amélioration, ils se relèvent et reviennent à la normale.

c) Enfin dans les cas tournant à la démence, la leucocytose baisse énormément. Les polynucléaires sont au-dessous de 50 p. 100.

Ils semblent ainsi conclure que quelques indications pronostiques peuvent être tirées de l'examen du sang dans la démence précoce.

Klippel et Lefas (3) nous apprennent que :

« Plusieurs auteurs, Mac Phail, Smith, Capps ont constaté dans les états démentiels une leucocytose modérée sujette d'ailleurs à des variations ; d'autres, tels que Winckler et Sutherland, une anémie légère ; ces faits restent d'ailleurs imprécis ».

O. Sandri (4), qui a fait des recherches assez sérieuses sur l'hématologie de la démence précoce trouve :

a) Dans la période de début, hyperleucocytose, surtout hyperpolynucléose ; ce changement de la formule normale indique un état d'intoxication.

---

(1) Dide et Chenais, Recherches urologiques et hématologiques dans la démence précoce (*Ann. méd. psychol.*, nov.-déc. 1902, p. 406).

(2) Bruce et Peebles, d'après Régis, *Précis de psychiatrie*, Paris, 1906.

(3) Klippel et Lefas, Des altérations cytologiques du sang dans les maladies mentales, *Encéphale*, janv. 1906, p. 34.

(4) O. Sandri, *Rivista di path. nervosa mentale*, octobre 1905.

b) La catatonie est caractérisée dans son apparition par une mononucléose intense.

c) L'examen du sang ne présente rien d'anormal dans les formes chroniques hébéphréniques et paranoïdes.

d) La forme catatonique, au contraire, présente de la poly-nucléose suivie de mononucléose. Ce fait serait dû, soit à une nouvelle intoxication autre que celle du début, soit à une alté-ration des organes hématopoiétiques secondaire à la première intoxication.

L'hématologie de la confusion mentale a été faite beaucoup moins. Nous en avons donné des exemples, puisque chez nos confus mentaux chroniques, dont les observations ont été citées, nous avons fait un examen à la phase aiguë et un à la phase chronique. On y retrouve les traces nettes de l'infection.

Dide (5), au Congrès de Lille de 1906, a présenté un très long rapport sur l'examen du sang chez les aliénés. Il s'est, en parti-culier, occupé de la démence précoce.

Voici ses principales conclusions à ce sujet :

« Dans la démence précoce, les périodes d'agitation s'accom-pagnent d'une résistance globulaire un peu augmentée, tandis que les phases de stupeur ont une formule inverse.

» Il y a hyperglobulie avec abaissement de la valeur globu-laire, d'autant plus que l'on se trouve en présence d'une toxi-infection plus marquée (délire aigu, état catatonique).

» Dans la démence précoce au début, pendant les manifesta-tions anxieuses négativistes, lymphocytose parfois très marquée avec polynucléose, et parfois une crise d'éosinophilie ; pendant la phase catatonique, leucocytose modérée, mononucléose sen-sible ; l'agitation stéréotypée avec verbigération, mais sans négativisme, s'accompagne d'un abaissement du nombre des globules blancs avec mononucléose très accentuée ».

---

(5) Dide, Etude cytologique, bactériologique et expérimentale du sang chez les aliénés (Congrès de Lille, août 1906)

A propos de l'hématologie en général chez les aliénés, il conclut :

« L'hyperglobulie avec abaissement de la valeur globulaire est en psychiâtrie généralement symptomatique d'une intoxication ou d'une infection.

» La polynucléose avec hyperleucocytose s'observe au début des psychoses toxi-infectieuses et dans les états d'agitation.

» La mononucléose avec augmentation des grands mononucléaires et légère hypoleucocytose est un fait d'autant plus important à retenir qu'il est plus rarement constaté en pathologie; elle paraît être la trace d'un fléchissement définitif de l'organisme à l'égard d'une toxi-infection longtemps subie ».

Voici ce que disent Klippel et Lefas à propos des altérations cytologiques du sang chez les mentaux :

« Que tous les travaux parus sur la question soient d'importance et de valeur inégales, il ne peut en être autrement. Si l'érysipèle, la pneumonie, la variole, le choléra, la grande suppuration, et, en règle générale, toutes les grandes infections à évolution suraiguë possèdent à l'heure actuelle leur cadre hématologique distinct, il n'en est pas de même des infections ou intoxications chroniques. Dans ces dernières, les examens doivent être multipliés presque à l'infini, pour permettre d'en tirer des conclusions définitives ; en effet, les nuances et variations des diverses formules hématologiques sont alors peu accusées et souvent découragent, dès le début, ceux qui se livrent à ces recherches.

» Néanmoins, nous savons actuellement qu'en dehors des modifications du taux des globules sanguins, hématies ou leucocytes, les toxi-infections se caractérisent par des modifications de la formule leucocytaire normale, et que ces modifications sont différentes suivant la marche et le caractère aigu ou chronique de l'affection : c'est ainsi que l'augmentation des polynucléaires est le plus souvent l'apanage des infections aiguës, alors que la mononucléose et la lymphocytose caractérisent les toxi-infections subaiguës ou chroniques. Les leucocytes éosinophiles augmentent dans les maladies constitutionnelles, et les infections et intoxications chroniques ; enfin l'apparition d'éléments étrangers en circulation viennent parfois encore caractériser plus spécialement telle ou telle affection ».

Voici les conclusions de Klippel et Lefas :

« 1° Importance de la technique, identique dans tous les cas et permettant d'éviter de nombreuses causes d'erreur.

» 2° Chaque résultat doit être interprété en particulier. En effet, d'une façon générale, les modifications du sang sont en rapport avec la marche et le caractère spécial de la maladie causale.

» Il est souvent possible de confirmer la nature d'une maladie soupçonnée pour d'autres raisons, comme étant à l'origine des troubles mentaux.

» Ainsi nous avons établi, dans nos travaux sur l'état du sang dans la paralysie générale, que le malade est souvent infecté, dès les premières phases, et que des modifications hématologiques se produisent dans les périodes suivantes, en répondant à des conditions pathogéniques spéciales, comme, par exemple, l'augmentation des hématies par le fait de la concentration du sang et de la cyanose, si fréquente à la période ultime.

» 3° Les altérations du sang et le délire sont parfois le résultat d'un même agent pathogène, mais dont l'action ne se fait pas sentir forcément à égalité sur les éléments du sang et sur l'encéphale ».

Ceci fait, nous allons exposer nos résultats. Tous les résultats que nous donnons ont été obtenus dans le laboratoire des cliniques de l'hôpital Saint-André de Bordeaux, où nous avons eu l'honneur d'être le collaborateur de M. le professeur agrégé Sabrazès.

Nous avons placé nos résultats sous son haut contrôle scientifique et nous pensons donner des conclusions aussi exactes que faire se peut.

Mais auparavant, sans entrer dans l'exposé de la méthode complète employée, il nous faut énoncer le plan suivi, le *modus faciendi*, et les normales du sang humain. Ce sont celles de M. Sabrazès :

Le malade est à jeun, il n'a pas pris de médicaments depuis quelques jours.

1° On recherche le temps de coagulation de la seconde goutte d'une piqûre, dans un tube capillaire de 1 millimètre de diamètre intérieur, maintenu à une température constante de 18°5. Dans ces conditions, le temps moyen de coagulation est de 9 minutes ;

2° Hémoglobine = 100 p. 100 (appareil Fleischl) ;

3° Globules rouges = 5.000.000 par millimètre cube (appareil Hayem-Nachet) ;

4° Valeur globulaire ou teneur d'un globule rouge en hémoglobine = 1 ;

5° Globules blancs = 4 à 8.000 par millimètre cube ;

6° Rapport hémo-leucocytaire = $\frac{1}{625}$ à $\frac{1}{1.250}$;

7° Variétés de leucocytes :

Leucocytes polynucléés neutrophiles.	65	à 70	p. 100, soit 2.800 à 5.600 par mm³.			
Lymphocytes.	20	à 25	»	soit	800 à 1.600	»
Grands mononucléés	3	à 5	»	soit	120 à 400	»
Polynucléés éosinophiles	1	à 2	»	soit	40 à 300	»
Mastzellen.	0,10 à	0,30	»	soit	4 à 24	»
Formes de transition	2	à 5	»	soit	120 à 300	»

8° Plaquettes sanguines, en nombre très variable, de 50.000 à 300.000 et plus ;

9° Pas d'hématies à granulations basophiles ; pas de globules rouges nucléés ; pas de leucocytes mélanifères ; pas de polychromatiques ; pas de réaction iodophile ;

10° Rétraction du caillot (procédé Sabrazès) normale ; sérum exsudé clair. Ce sérum se colore en rouge grâce à l'hémoglobine dissoute, au bout de deux jours environ, ou plus.

Voyons à présent les résultats aussi bien chez les déments précoces, les confus mentaux aigus, que chez d'autres nerveux et aliénés.

Ces examens, au nombre de 9, nous sont tous nécessaires pour nos conclusions.

1. Jean B.... Confusion mentale chronique post-paludique.

Ces examens ont été donnés longuement dans l'observation III de notre travail. Nous n'en rappellerons que le résumé :

Une première fois, le sujet était dans la phase aiguë. Il y a eu accélération du temps de coagulation avec rétraction du caillot précoce. Exagération du taux de l'hémoglobine avec hyperglobulie.

Une seconde fois, en phase chronique, accélération bien moins marquée du temps de coagulation. Rétraction du caillot précoce avec sérum plus coloré; relèvement des grands mononucléaires et des éosinophiles.

Ces deux examens donnaient l'impression d'un malade infecté avec amélioration des phénomènes toxi-infectieux (relèvement des éosinophiles).

2. Pétronille G.... Démence précoce catatonique (confusion mentale chronique post-puerpérale).

Examens donnés à l'observation XI.

Une première fois, le sujet étant dans la phase aiguë, abaissement de la valeur globulaire avec tendance à l'hyperglobulie. Leucocytose marquée avec tendance à la lymphocytose et à la mononucléose.

Une seconde fois, en phase chronique, temps de coagulation un peu accéléré. Relèvement de l'hémoglobine.

Il semble qu'au début les causes nocives aient impressionné tous les organes, y compris ceux de l'hématopoïèse. Puis ces causes disparaissant, la réparation se fait, sauf dans les centres nerveux dont la capacité de régénération est moindre.

3. Jeanne D.... Démence précoce catatonique (confusion mentale chronique par intoxication chloroformée).

Examen donné à l'observation XII.

Retard dans la coagulation du sang.

Anémie légère et leucocytose légère, polynucléose légère. Cet examen cadre avec l'idée d'auto-intoxication, peut-être avec insuffisance hépatique (retard dans la coagulation).

4. Gabriel M.... Dégénérescence. Démence précoce.

Malade de l'observation XVI.

Examen de sang (Sabrazès et Laurès).

Hémoglobine = 100 p. 100.

Globules rouges = 5.487.000 par millimètre cube.

Globules blancs = 6.200 par millimètre cube.

Variétés des globules blancs :

Leucocytes polynucléaires neutrophiles . . .	61,01 p. 100, soit	3.782	par mm³.
Lymphocytes	25,6 »	1.587	»
Grands mononucléés	9,8 »	607	»
Eosinophiles	1,8 »	111	»
Mastzellen	0,4 »	24,8	»
Formes de transition	1,45 »	95	»
Myélocytes neutrophiles	0,14 »	8,6	»

Pas de polychromatiques.

Pas d'hématies à granulations basophiles.

Pas de globules rouges nucléés.

Pas de poïkilocytose.

Pas de réaction iodophile.

Temps de coagulation du sang (procédé Sabrazès) =: 14 min. 1/2.

Hématoblastes = 231.400 par millimètre cube.

— En somme, retard considérable dans la coagulation du sang.

Les autres données sont normales. La seule particularité frappante, la coagulation du sang, n'est pas suffisante pour que le sujet donne l'impression d'être sous le coup d'une infection aiguë.

5. Jeanne D... Psychose de lactation.

Premier examen. — En état de confusion mentale aiguë (Sabrazès et Laurès).

Temps de coagulation = 9 min. 3/4.

La différence du temps de coagulation entre la seconde et la troisième goutte est augmentée ; elle est ici de 3 minutes.

Hémoglobine = 65 p. 100.

Globules rouges = 4.750.750 par millimètre cube.

Valeur globulaire = 0,68.

Plaquettes sanguines = 95.900 par millimètre cube.

Globules blancs = 6.200 par millimètre cube.

Variétés des globules blancs :

Leucocytes polynucléaires neutrophiles . . .	54,20 p. 100,. soit	3.360	par mm³.
Lymphocytes.	30,10 »	1.866	»
Grands mononucléés	11,70 »	705	»
Eosinophiles	2,40 »	148	»
Formes de transition	1,20 »	74,4	»

Pas de Mastzellen.

Rétraction du caillot précoce au bout d'un quart d'heure ; sérum exsudé clair.

Très rares polychromatiques. Pas d'hématies à granulations basophiles.

Pas de globules rouges nucléés.

Pas d'iodophilie.

Deuxième examen. — La même malade guérie. (Sabrazès et Laurès).

Temps de coagulation = 11 minutes.

La troisième goutte se coagule au bout de 9 minutes ; la seconde, au bout de 11 minutes ; la première, au bout de 12 minutes.

L'écart de la coagulation entre la troisième et la deuxième goutte est donc augmenté comme dans la première analyse ; mais moins, car il était de 3 minutes et il n'est plus que de 2 minutes.

La rétraction du caillot se fait bien. Sérum exsudé un peu plus coloré qu'à l'état normal.

Hémoglobine = 94 p. 100.

Globules rouges = 4.358.600 par millimètre cube.

Globules blancs = 4.960 par millimètre cube.

Plaquettes sanguines = 74.400 par millimètre cube.

Valeur globulaire = 1,07.

Variétés des globules blancs :

Leucocytes polynucléaires neutrophiles . . .	56,05 p. 100, soit	2.780	par mm³.
Lymphocytes.	28,02 »	1.488	»
Grands monucléés.	11,20 »	555	»
Eosinophiles.	1,34 »	66,4	»
Formes de transition	3,40 »	168	»

Pas de Mastzellen.

Pas de modifications des globules rouges ; pas de microcytes.

Un peu d'inégalité du volume des hématies.

Pas de polychromatiques : pas d'hématies à granulations basophiles.

Pas de globules rouges nucléés. Pas de réaction iodophile.

— Le premier examen donne une rétraction du caillot précoce, une hyperglobulie légère avec hyperchromémie plus marquée.

Valeur globulaire très au-dessous de la normale et tendance à la lymphocytose.

C'est un sang qui se rapproche de ceux de la chlorose et des processus toxiques.

— Le second montre un retard de la coagulation, il est vrai, mais un relèvement énorme de l'hémoglobine et de la valeur globulaire.

La moelle osseuse fonctionne mieux, surtout au point de vue de la réfection des globules rouges.

6. Joseph B... Méningite tuberculeuse. Attitudes catatoniques.

Examen de sang (Sabrazès et Laurès).

Temps de coagulation = 11 minutes.

Rétraction du caillot normale, avec sérum exsudé incolore.

Hémoglobine = 92 p. 100.

Globules rouges = 4.216.000 par millimètre cube.

Globules blancs = 4.960 par millimètre cube.

Plaquettes sanguines = 78.188 par millimètre cube.

Valeur globulaire = 1,04.

Variétés des globules blancs :

Leucocytes polynucléés neutrophiles. .	77.52 p. 100	soit 3.845	par millimètre cube.
Lymphocytes	14,10	— soit 700	—
Grands mononucléés.	6,66	— soit 330	—
Eosinophiles.	1,30	— soit 64,4	—
Formes de transition	0,19	— soit 9,42	—
Myélocytes neutrophiles.	0,19	— soit 9,42	—
Mastzellen.	0		

Pas de poïkilocytose ; très légère anisocytose ; très rares polychromatiques.

Pas d'hématies à granulations basophiles.

Pas de globules.rouges nucléés.

Pas d'iodophilie.

— En somme, très léger retard du temps de la coagulation; anémie d'un faible degré, polynucléose neutrophile relative; sans autres particularités.

7. François D... Stupeur mélancolique.

Examen de sang (Sabrazès).

Hémoglobine = 99 p. 100.

Globules rouges = 4.991.000 par millimètre cube.

Globules blancs = 10.850 par millimètre cube.

Hématoblastes = 262.570 par millimètre cube.

Variétés des globules blancs :

Leucocytes polynucléés neutrophiles. .	72,9 p. 100 soit 7.909	par millimètre cube.
Lymphocytes.	18,7 — soit 2.028	—
Grands mononucléés. . . . .'. .	5,8 — soit 629	—
Eosinophiles. . . . .'.	2,4 — soit 260	—

Coagulation du sang (procédé Sabrazès) = 13 minutes.

Pas de poïkilocytose; très rares polychromatiques.

Pas de globules rouges nucléés.

Pas de leucocytes iodophiles.

Pas d'hématies à granulations basophiles.

— En résumé, retard très marqué dans la coagulation; anémie légère; tendance un peu marquée à la polynucléose neutrophile. Leucocytose.

Cet examen semble indiquer un mauvais état de la nutrition, et peut être quelques causes toxiques.

8. Léon D... Dégénérescence hystériforme.

Examen de sang (Sabrazès et Laurès).

Temps de coagulation = 9 minutes 5 ; l'écart entre la coagulation des 2ᵉ, 3ᵉ et 4ᵉ gouttes est très minime.

Hémoglobine = 103 p. 100.

Globules rouges = 4.867.000 par millimètre cube.

Globules blancs = 5.580 par millimètre cube.

Plaquettes sanguines = 123.876 par millimètre cube.

Valeur globulaire = 1,06.

Variétés des globules blancs :

Leucocytes polynucléés neutrophiles. .	70	p. 100 soit 3.906	par millimètre cube.
Grands mononucléés.	7,7	— soit 439	—
Lymphocytes.	20,3	— soit 1.116	—
Eosinophiles	1,8	— soit 100	—
Mastzellen	0	— soit 0	—
Formes de transition.	0,9	— soit 50	—

Pas de réaction iodophile.

Pas d'hématies à granulations basophiles.

Pas de globules rouges nucléés.

Rétraction du caillot normale ; sérum exsudé paraît plus foncé que normalement.

— En résumé, sang normal à tous les points de vue.

9. Berthe J... Paralysie générale juvénile.

Examen de sang (Sabrazès).

Hémoglobine = 97 p. 100.

Globules rouges = 5.563.800 par millimètre cube.

Globules blancs = 6.200 par millimètre cube.

Variétés des globules blancs :

Leucocytes polynucléés neutrophiles. .	67,68 p. 100 soit 4.197	par millimètre cube.
Lymphocytes.	19,24	— soit 1.192	—
Grands mononucléés.	10,77	— soit 669	—
Eosinophiles	0,38	— soit 23,5	—
Formes de transition.	1,92	— soit 124	—

— Donc légère hyperglobulie ; réduction des éosinophiles.

Comme résumé de ces examens de sang, nous allons donner les conclusions qui ont été présentées au Congrès de Lille dans la discussion du rapport de Dide sur l'hématologie chez les aliénés.

Ces conclusions ont été exposées par M. Sabrazès en son nom. personnel, au nom de M. Régis et de nous-même (6).

Les voici :

« Tous ces résultats sont discordants et ne doivent être interprétés qu'individuellement. Ils laissent l'impression que la tare des centres nerveux n'influe guère sur le sang ; par contre, les causes morbigènes provoquent des changements dans les organes hématopoïétiques, dans la crase sanguine, tout en exerçant leur action pathologique sur les centres nerveux.

» Ces causes disparaissent-elles ou s'atténuent-elles, le sang fait retour à la normale, les organes sangui-formateurs ayant une capacité de régénération extraordinaire ; mais les tares encéphaliques restent, et, alors même que le *primum movens* a disparu, ces tares continuent à s'exercer localement, toutes les parties des centres nerveux étant solidaires.

» Ceci nous explique qu'à la période d'état, d'euphorie de la paralysie générale, le sang lui-même soit euphorique, normal ou même hypernormal (constatations Sabrazès et Mathis). De même les tabétiques à la période d'état ont un sang normal.

» Les maladies nerveuses ou mentales, au début de leur évolution, s'accompagnent d'une formule hémoleucocytaire qui est celle de la maladie causale, par exemple absence de leucocytose dans le paludisme (examen 1), leucocytose dans l'infection puerpérale (examen 2), etc., etc.

» Faisons cependant une réserve ; par l'intermédiaire des vaso-moteurs, le ralentissement, les accélérations des circulations locales peuvent amener des phénomènes de concentration plus ou moins grande du sang, qui se marqueront par des modifications de la formule leucocytaire.

» Ainsi, dans l'hystérie, dans la neurasthénie, on observe parfois des phénomènes de ce genre. Les états émotifs, l'influence des hallucinations, etc., actionnent aussi les vaso-moteurs dans

---

(6) Régis, Sabrazès, Laurès, Etude sur l'hématologie de neuf cas de pathologie mentale. Discussion du rapport de l'hématologie. Congrès de Lille, 1906 (*Informateur des aliénistes et neurologistes,* août 1906).

les régions où se font les récoltes de sang (oreille, doigt).
Tout cela peut, dans une certaine mesure, influer sur les résultats.

» Enfin, pour être aliéné, on n'en est pas moins homme, c'est-
à-dire exposé à avoir un ou plusieurs organes plus ou moins
malades, et cela d'une façon apparente ou cachée.

» Ainsi, un aliéné cardiaque, hyposystolique sera facilement
hyperglobulique par stase ; un aliéné helminthiasique ou enta-
ché de dermatose aura de l'éosinophilie ; une insuffisance rénale
fera baisser par contre les éosinophiles ; une insuffisance hépatique retardera la coagulation ; une tuberculose pulmonaire ou
ganglionnaire provoquera de la polynucléose neutrophile ; un
état chlorotique concomitant fera baisser la valeur globulaire, etc., etc.

» Les influences médicamenteuses et thérapeutiques (en particulier la balnéation, la douche, le massage) ne sont pas sans
action sur le sang, principalement sur sa répartition.

» On voit avec quelle prudence il faut procéder pour se rendre
compte des modifications que peut subir l'état du sang sous
l'influence d'une maladie nerveuse ou mentale ».

M. Sabrazès ajoute, personnellement, qu'il faut tenir compte
des conditions de vie, du régime, de la technique hématologique, de l'équation personnelle ; qu'il faut avoir une nomenclature leucocytique égale :

« Les centres nerveux se suffisent à eux-mêmes dans la
défense contre les toxi-infections.

» Les globules du sang n'interviennent guère que dans certaines affections suraiguës (méningite suppurée, abcès) ; dans les
inflammations chroniques ce sont : soit les cellules (lymphocy-
toïdes, plasmatiques, etc., etc.), dérivées des fibroblastes, des
parois vasculaires et des endothéliums, qui réagissent au cours
des processus méningés et vasculaires, soit les cellules névrogliques qui interviennent quand la substance nerveuse est
impliquée dans des inflammations lentes ou des nécrobioses ».

On voit donc que l'on ne peut rapprocher, pour les comparer,

les examens de sang des confus mentaux et des déments précoces ; ce serait travail inutile. Chaque résultat doit être interprété
séparément.

Toutefois, ces examens nous ont permis de faire une fois de
plus la constatation de la présence du poison dans la confusion
mentale aiguë par la coagulation accélérée du sang (qu'on rencontre dans les infections aiguës, alors que cette même coagulation est ralentie dans l'anémie).

A la phase chronique, le poison a disparu, et la coagulation
redevient normale. Aussi la trouve-t-on normale dans la démence
précoce, à moins qu'on ne s'occupe de cette psychose à sa
phase aiguë, qui n'est le plus souvent que de la confusion mentale aiguë.

§ 3. Etiologie, Pathogénie et Anatomie pathologique comparées.

L'étude la plus importante des rapports de la démence précoce
et de la confusion mentale est certainement la symptomatologie
et la psychologie critiques. Les considérations qui vont suivre
n'en sont pas moins utiles à connaître, en particulier l'anatomie
pathologique.

Voyons tout d'abord l'étiologie comparée.

Etiologie. — L'étiologie de la confusion mentale comprend :
A. Causes prédisposantes :
a) Héréditaires :
    1° Influences héréditaires diathésiques très importantes ;
    2° Influences héréditaires vésaniques ne jouant qu'un rôle
effacé.
    3° Influence héréditaire toxique, très importante.
b) Personnelles ou favorisantes :
    1° Sexe féminin ;
    2° Age avancé ;
    3° Artério-sclérose ;

4° Hystérie;

5° Alcoolisme;

6° Shocks traumatiques, physiques et psychiques, etc.

B. Causes occasionnelles :

Intoxications (exo ou auto-intoxications) et infections sous quelque forme que ce soit; toujours présentes; c'est la psychose par excellence des intoxiqués.

L'étiologie de la démence précoce est la suivante; nous empruntons les conclusions de M. Régis (1) :

A. Causes prédisposantes.

a) Héréditaires : Le rôle de l'hérédité y est assez grand, mais de proportion variable selon les auteurs (Kræpelin, Christian, Bianchini (2), Tchisch). Cette hérédité peut être psychopathique, névropathique, toxique, arthritique, etc.

L'hérédité en général est chargée dans la démence précoce constitutionnelle, beaucoup moins ou pas du tout dans l'accidentelle, mais il peut y avoir hérédité toxique, tendance à la toxicité.

b) Personnelles : 1° Plus fréquente dans le sexe féminin d'après Meeus et Claus, elle serait pour d'autres à peu près égale dans les deux sexes;

2° Elle est climatérique et liée à l'adolescence, elle peut cependant survenir à la ménopause (Kræpelin, Trömmer, Sérieux).

Cette notion de la ménopause est en rapport avec l'idée d'une auto-intoxication.

3° Alcoolisme.

4° Shocks moraux de toutes sortes.

5° Onanisme; surmenage.

6° Troubles de la nutrition; épuisement de la croissance.

B. Causes occasionnelles. On y retrouve toutes celles de la confusion mentale, c'est-à-dire les infections et intoxications.

(1) Régis, *Précis de psychiatrie,* 3º édition, Paris, 1906.

(2) Bianchini, Sur l'âge d'apparition et sur l'influence de l'hérédité dans la pathogénie de la démence primitive ou précoce (anal. in *Arch. de neurol.*, avril 1905, p. 305).

On tend en effet de plus en plus à la considérer comme
une psychose d'intoxication, en particulier d'auto-intoxication
sexuelle (Kræpelin, Tchisch) ou même d'auto-intoxication plus
générale (Régis, Masselon, Fehige).

Les maladies infectieuses aiguës, même les infections chroniques, comme la tuberculose (Roubinovitch et Phulpin (3),
Dide), paraissent influer sur la production de la démence
précoce.

Cette simple comparaison nous permet de voir des ressemblances assez nettes; nous n'en voulons retenir qu'une, l'intoxication. Kræpelin attribue largement les lésions de l'écorce
cérébrale de la démence précoce à une auto-intoxication d'origine sexuelle. Masselon (4) considère que cette opinion peut
être soutenue par la période de la vie à laquelle débute la
maladie, époque de la puberté, de la menstruation, de l'état
puerpéral.

Pourquoi ne pas les admettre toutes? L'auto-intoxication
sexuelle n'a rien de bien spécial.

Juquelier (5) en est conduit à dire à ce sujet :

« Sans parler des discussions concernant le rôle plus ou
moins important du terrain dégénératif, on a fait intervenir la
puberté, le surmenage, diverses auto-intoxications, etc. La
grande variété de ces explications, et la part de vérité que le
plus grand nombre paraît contenir est un argument en faveur
de ceux qui, comme Régis en particulier, soutiennent actuellement qu'il y a non pas une, mais des démences précoces (au
moins au point de vue des causes) ».

PATHOGÉNIE. — Exposons tout d'abord brièvement les théories
en présence pour la démence précoce, d'après M. Régis :

---

(3) Roubinovitch et Phulpin, Etiologie de la démence précoce, *Revue neurologique,*
janvier 1905.

(4) Masselon, *Psychologie des déments précoces,* Thèse Paris, 1902.

(5) Juquelier, Historique critique de la démence précoce, *Revue de psychiâtrie,*
mai 1906.

I. Etudes pathogéniques basées sur l'étiologie :

1° La démence précoce est la conséquence d'un épuisement nerveux produit par la puberté, aidé ou non de causes occasionnelles comme le surmenage (Christian).

2° La démence précoce est une forme de psychose de développement, d'évolution (Clouston (6), Deny et Roy).

3° La démence précoce est le produit d'une auto-intoxication sexuelle (Kræpelin, Tchisch, Sérieux).

4° La démence précoce est le résultat d'une auto-intoxication variable (Régis, Masselon, Lewis C. Bruce et Peebles).

Cette opinion est basée sur ce fait que la démence précoce succède souvent à une intoxication ou à une infection aiguë, ou évolue parallèlement avec une infection chronique, qu'elle débute ordinairement par une période aiguë, qu'elle offre la plupart des traits cliniques de la confusion mentale.

II. Etudes pathogéniques basées sur la psycho-physiologie et l'anatomie pathologique.

C'est la forme catatonique qui est spécialement visée en l'espèce.

A. Origine sous-psychique ou automatique.

Toutes ces divisions appartiennent à de Buck (7), qui a fait une longue étude de la question.

C'est la théorie de l'excitation des ganglions sous-corticaux (Crocq, Darcanne) (8). Ce dernier assimile même pour ainsi dire la stéréotypie, le maniérisme, les attitudes des catatoniques, avec les tics automatiques de l'idiot, ce qui est bien différent.

B. Origine corticale ou psychique.

a) La catatonie est due aux idées délirantes et hallucinations.

Cette théorie de la primitivité des idées délirantes et des hallucinations n'est guère admissible, surtout pour la catatonie.

---

(6) Clouston, *Clinical lectures on mental diseases*. Londres, 1887.

(7) De Buck, d'après Régis, *Précis de psych*. Paris, 1906.

(8) Darcanne, *Contribution au diagnostic clinique de la démence précoce*. Thèse Paris, 1903.

b) La catatonie est due au ralentissement des associations et des processus psycho-moteurs (Vogt) (9).

Vogt, se basant sur la théorie du rétrécissement des états de conscience et sur celle de leur prolongation, rapproche la catatonie de l'hypnose.

c) Altération primordiale de la volonté (Kræpelin (10) et son école).

Ils admettent au-dessus de la fonction psychique d'association des images mémoratives, une fonction plus élevée d'aperception chargée d'associer à son tour, en des concepts plus élevés, les associations sensorielles sous-jacentes, voire même d'influencer celle-ci (volonté active) d'après l'ordre des motifs intellectuels et affectifs aperçus (attention, raison).

Cette fonction apercitive est donc une fonction psychique supérieure.

La catatonie serait sous la dépendance d'un trouble de l'activité volontaire de l'aperception active et non des centres d'association exclusive des actes psychiques, ou aperception passive.

« A cette théorie, dit Régis, se rattachent les théories psychologiques ou anatomo-pathologiques qui considèrent la catatonie comme le résultat d'une altération des fonctions psychiques supérieures ou de leurs organes, en particulier celle de Lundborg (11), pour qui la catatonie, résultat d'une auto-intoxication, serait produite par un trouble psychique, un arrêt de la volonté, analogue à celui qui détermine l'inhibition du mouvement dans la maladie de Thomsen par la seule représentation de ce mouvement, ou par la moindre pensée s'y rattachant; celle aussi de Klippel et Lhermitte (12) qui ont conclu de leurs

---

(9) Ragnar Vogt, Sur la psychologie des symptômes catatoniques (*Anal.* in *Rev. neurol.*, décembre 1902).

(10) Kræpelin, *Psychiâtrie*, 6ᵉ édit. Leipzig, 1899.

(11) Lundborg, Hypothèse sur la nature du syndrome catatonique (anal. in *Rev. neurol.*, 30 sept. 1905, p. 945).

(12) Klippel et Lhermitte, Des démences. Anat. pathologique et pathogénie (*Rev. de psychiâtrie,* déc. 1905).

recherches histologiques que les neurones rendus vulnérables
et finalement atrophiés sous l'influence du mode d'action de la
cause pathogène étaient les cellules les plus différenciées, les
plus complètes et les plus délicates parmi les tissus qui compo-
sent l'encéphale ».

En résumé, on voit actuellement dans la démence précoce une
psychose par altération des fonctions psychiques supérieures
et de leurs organes.

Quoique la pathogénie de la confusion mentale soit peu connue, il nous paraît que, à la période chronique, les troubles
psychologiques étant de même nature et prouvant une apathie
des fonctions psychiques supérieures, une torpeur dans leur
fonctionnement, les altérations de ces fonctions psychiques
supérieures et de leurs organes seront de même ordre que dans
la démence précoce.

D'ailleurs cette lésion, cette altération dont il s'agit peut très
bien, dans la démence précoce, et là le rapprochement est plus
sensible, être d'origine toxique ou infectieuse, et, comme toutes
les lésions toxiques des cellules nerveuses, disparaître par la
guérison ou au contraire persister jusqu'à désagrégation partielle ou complète, donnant ainsi lieu à des rémissions et des
incurabilités.

ANATOMIE PATHOLOGIQUE. — L'anatomie pathologique de la
démence précoce et de la confusion mentale chronique comparée est assez intéressante en ce sens qu'elle nous permettra de
voir, d'une part la scission qui s'opère au point de vue des
lésions entre la démence précoce et les autres démences, et
d'autre part le rapprochement que l'on doit faire de ses lésions
et de celles des psychoses toxiques.

Quelle est l'anatomie pathologique de la confusion mentale ?
Une psychose, le plus souvent, ne présente pas de lésions du
système nerveux ; la confusion mentale en a de manifestes ;
aussi a-t-on voulu la placer à cheval sur les psychoses fonction-
nelles et organiques.

A) *Lésions histologiques :* Ce sont elles surtout qui nous occuperont.

Tuméfaction, déformation de la cellule avec chromatolyse, déplacement du noyau dans les cellules de l'écorce grise du cerveau (Ballet) (13).

Ces lésions sont celles de la confusion mentale, mais aussi de tous les processus toxiques quels qu'ils soient; ce point est à retenir.

B) *Macroscopiques :* Peu importantes à connaître.

Phlegmasie et œdème cérébral le plus souvent. Dans le délire aigu ou confusion mentale méningitique, on a un premier degré de méningo-encéphalite aiguë semblable à celle de toutes les infections.

Dans la démence précoce, il y a aussi lésions du système nerveux. Voici ce qu'en dit M. Régis :

« 1. *Lésions microscopiques.* — Alzheimer a trouvé, dans des cas aigus de catatonie, des altérations graves des cellules de l'écorce, surtout au niveau des couches profondes (tuméfaction notable des noyaux, plissement de leur membrane, corps cellulaire rétracté en voie de destruction, néoformation de fibrilles névrogliques qui entourent les cellules).

» Nissl, dans les cas à évolution chronique, a noté la destruction du noyau. Un nombre assez considérable de cellules paraissent détruites, mais il n'y a pas atrophie de l'écorce. Les couches profondes renferment des cellules névrogliques nombreuses et grandes en voie de régression. L'écorce est en outre parsemée de gros noyaux de névroglie, entourant les cellules malades; quelques-uns les ont même envahies.

» William Rush Dunton (14) a publié un cas observé par lui pendant quatre ans. Son examen histologique a porté sur les

---

(13) Ballet, Lésions des cellules cérébrales dans la confusion mentale. *Progrès médical,* 2 juillet 1898.

(14) W. Rush Dunton, Un cas de démence précoce catatonique avec autopsie. *American Journal of Insanity,* 1903.

circonvolutions des diverses régions du cerveau, de la moelle et du cervelet.

» Les principales lésions constatées ont été semblables à celles constatées par Alzheimer, avec quelques différenees tenant à la marche plus lente de la maladie chez son malade.

» Elles se résument ainsi :

lésions des cellules, non spéciales à une région, mais existant dans le cerveau tout entier; prédominantes dans la première circonvolution frontale;

atrophie, dislocation et gonflement du noyau, plissement de la membrane;

désintégration peu considérable des cellules; légère pigmentation jaune pâle; chromatolyse;

atteinte plus grande des couches profondes;

augmentation légère des noyaux névrogliques autour des vaisseaux sanguins.

» Pas de lésions médullaires et peu d'altérations vasculaires.

» Klippel et Lhermitte (15) ont étudié les modifications volumétriques des cellules centrales dans les diverses parties de l'écorce du cerveau, à l'aide du dessin à la chambre claire de Malassez. Ils ont ainsi mesuré une centaine de cellules dans chacune des trois zones motrices ou d'associations principales, ce qui a permis d'évaluer le nombre des cellules atrophiées par rapport au nombre des éléments normaux.

» Les conclusions sont que :

1° Les lésions portent sur les neurones, rarement sur la névroglie; il n'existe pas de lésions des parois endothéliales, ni des cellules conjonctives des vaisseaux.

2° Les lésions des neurones comprennent :

a) Lésions préalables, non constantes et d'origine congénitale, constituées par des anomalies de développement.

b) Lésions immédiates développées au cours de la période d'état et constituées par l'atrophie du neurone avec évolution granulo-pigmentaire anticipée.

---

(15) Klippel et Lhermitte, Des démences anat. pathol. et pathog. (*Rev. de psychiâtrie,* déc. 1905).

c) Lésions consécutives marquées par un arrêt de croissance des neurones.

3° Ces lésions se localisent sur les centres d'association.

» Doutrebente et Marchand (16), dans un cas de démence précoce ayant duré 35 ans, ont trouvé :

de la pigmentation des cellules pyramidales avec atrophie de certaines d'entre elles ;

une grande quantité de cellules rondes paraissant être des lymphocytes ;

de la sclérose névroglique intense, sans grosses cellules en araignée, comme dans la paralysie générale progressive, mais avec augmentation considérable des fibrilles névrogliques.

» II. *Lésions macroscopiques.* — Kahlbaum, chez sept catatoniques, a trouvé :

    a) De la congestion ;

    b) De l'exsudation de tous les vaisseaux encéphaliques ;

    c) Du ramollissement de l'écorce.

Plus tard :

    a) Rétraction et atrophie du tissu ramolli.

    b) Organisation de l'exsudat.

» Le poison a une action élective sur les centres psychiques les plus élevés (destruction des centres d'association) ; mais il semble respecter ou n'intéresser que passagèrement les centres sensitivo-moteurs (centres de projection) ».

L'anatomie pathologique de la démence précoce n'est pas du tout celle des démences organiques ; en effet, la démence précoce, comme d'ailleurs les démences vésaniques, a des troubles neuro-épithéliaux ; la démence paralytique, au contraire, présente de la méningo-encéphalite diffuse avec hyperplasie évidente de la névroglie, et athéromasie des vaisseaux.

Les démences organique et sénile offrent des troubles vasculaires importants, de l'atrophie cérébrale, du ramollissement

---

(16) Doutrebente et Marchand, Considérations sur l'anat. path. de la démence précoce, à propos d'un cas (*Rev. neurol.,* 15 avril 1905, p. 386).

souvent, enfin et surtout de l'encéphalite interstitielle (hypertrophie de la trame conjonctive), en un mot, des troubles vasculoconjonctifs.

Voici d'ailleurs, d'après Marie (17), les caractères différentiels existant entre la démence précoce et les autres démences au point de vue des lésions : « Pourquoi connaît-on des cas de guérison ? C'est que le processus intéresse seulement le système neuro-épithélial en principe, laissant plus ou moins indemne le système vasculo-conjonctif.

» Klippel, en effet, n'a pas retrouvé de lésions vasculaires dans quatre cas de démence précoce, non plus que de leucocytose, ni diapédèse, ni hyperhémie, ni prolifération ou dégénérescence des parois.

» Il n'a pas trouvé davantage de réaction du tissu vasculoconjonctif; il n'a rencontré de réaction que dans le tissu neuroépithélial, le plus fragile.

» Cette lésion unique dans les psychoses dites vésaniques se retrouve, au contraire, entourée de lésions vasculaires et conjonctives dans les démences paralytique et sénile.

» L'importance de cette découverte est considérable, car la découverte des lésions uniquement neuro-épithéliales permet le diagnostic rétrospectif de l'affection, en même temps qu'il permet d'espérer une base anatomo-pathologique, permettant de donner à la démence précoce sa juste place dans la nosographie mentale. Ces données ne sauraient d'ailleurs être exclusivement absolues; elles n'empêchent pas d'admettre des cas mixtes ou atypiques, tels que ceux décrits par d'autres auteurs, où un processus méningé pouvait être mis en cause ».

Nous savons que les psychoses généralisées peuvent rester à la période chronique pendant très longtemps, avant de devenir démences proprement dites, peuvent même guérir; leur démence met très longtemps à devenir profonde.

Si nous considérons les lésions de la vraie démence (prenons

(17) Marie, *La démence,* Paris, 1906.

pour type la démence organique), où l'on trouvera à la fois des troubles neuro-épithéliaux et vasculo-conjonctifs, on peut dire que la démence post-maniaque ou post-mélancolique n'atteint cette phase ultime que très tardivement.

Auparavant, comme nous venons de le voir, il n'existe que des troubles neuro-épithéliaux. C'est la phase chronique.

Dans la démence précoce, il en sera de même. A l'état de chronicité, de confusion mentale chronique, on constatera des troubles neuro-épithéliaux. Ces troubles se continueront à la période de démence véritable, mais là ils se compléteront petit à petit par des troubles vasculo-conjonctifs pour arriver aux lésions organiques des démences organiques. Cette notion permet au moins d'expliquer les guérisons de la démence précoce.

A la période d'état, elle aura, comme toutes les pseudo-démences ou phases chroniques des psychoses généralisées, des troubles neuro-épithéliaux, suites des troubles du début; enfin, à la période terminale, on commencera à trouver les lésions vraiment incurables de la démence.

Cette notion explique les différences existant entre les résultats des différents auteurs : les examens ont été pratiqués à des stades différents de la maladie.

§ 4. Début et évolution (étude critique).

Début. — Le début de la démence précoce peut être soit lent et progressif, soit aigu et brusque.

Le début lent et progressif caractérisé par des modifications diverses du caractère, pouvant passer inaperçues, par de la nonchalence et de l'apathie en particulier, par des troubles intellectuels portant le cachet de la torpeur cérébrale, surtout par de l'indifférence émotionnelle, et, accessoirement, par des troubles morbides d'hypocondrie, de mysticisme, accompagnés de quelques symptômes physiques, ce début, disons-nous, ne nous arrêtera pas; il constitue le début des formes constitutionnelles de la démence précoce, celles où le sujet est plus ou moins taré antérieurement, celles où il n'entre pas dans la démence précoce par une période de confusion mentale aiguë.

Le début aigu et brusque peut être soit un accès de manie ou de mélancolie, soit un accès de confusion mentale aiguë, hallucinatoire ou stupide.

Le début aigu par manie ou mélancolie peut aussi bien se rencontrer dans les deux cas; outre qu'il peut se trouver dans bien d'autres psychoses ou névroses, il est assez rare en général.

Voici à son sujet ce que dit Marie (1) :

« Que le début soit agité ou déprimé, peu importe.

» Dans la paralysie générale, que l'accès délirant initial soit à forme dépressive ou exubérante, c'est toujours de la paralysie générale; dans la démence précoce, peu importe qu'elle débute par manie ou mélancolie, c'est toujours la même affection.

» Manie et mélancolie ne sont jamais d'ailleurs que des variétés de réactions de l'organisme cérébral à un même processus autotoxique ou infectieux dont le summum est la démence précoce. De là l'importance secondaire du syndrome psychopathique que prime l'état somatique et l'étiologie, comme l'évolution finale ».

Mais remarquons que Marie ne donne ce passage que pour le discuter de suite et ajouter : « Qu'il ne semble pas encore démontré que la couleur du délire et ses caractères n'aient qu'une importance secondaire. On a dit cela pour pouvoir dire que la démence précoce, comme la paralysie générale au début, englobe tous les états démentiels autres que la paralysie générale, la démence sénile résistant elle-même mal à cet empiètement ».

Bien plus important pour nous est le début par accès de confusion mentale aiguë, hallucinatoire ou stupide.

Ce début, qui, ainsi que l'a fait remarquer Anfimoff (2) peut passer inaperçu, est le début ordinaire des formes de la démence précoce que M. le professeur Régis a, pour ce fait, appelées accidentelles.

---

(1) Marie, *La démence*, Paris, 1906.
(2) Anfimoff, Accès aigu du début de la démence précoce (*Rev. neurol.*, 15 mai 1903).

Voici, à son sujet, ce qu'en dit Anglade (3) :

« Il n'est pas rare, comme l'observe Kræpelin, de voir la démence précoce débuter par un stade hallucinatoire. En ce cas se trouve réalisée une symptomatologie très analogue à celle de la confusion mentale avec hallucinations. L'âge des malades constitue un premier élément de diagnostic, d'une valeur très relative à la vérité, puisque la confusion mentale primitive peut aussi survenir dans l'adolescence. Le mieux, si l'on est embarrassé, est d'attendre, selon le sage conseil de Chaslin, la disparition des phénomènes tumultueux ».

A son tour, Régis (4) s'exprime en ces termes :

« Cette crise aiguë de confusion mentale n'offre rien de particulier qui la distingue du type classique ; en effet, elle précède la démence précoce sans lui appartenir, sans être l'une de ses phases constituantes. Nous n'avons donc pas à la décrire et simplement à la signaler comme l'une des voies par lesquelles la démence précoce se développe et arrive à sa phase d'existence propre, c'est-à-dire à sa période d'état ».

En dehors de ces débuts, il est des troubles que l'on peut observer au cours d'une démence précoce, quelle qu'en soit la forme, mais qui peuvent précéder la période d'état ou de démence précoce confirmée.

Ce sont, d'une part, les manifestations hystéro-neurasthéniques, d'autre part les ictus.

Les accidents hystériques, convulsifs ou non convulsifs, ne sont que des pseudo-stigmates hystériques, de la pseudo-hystérie, dont le diagnostic est d'ailleurs très difficile à trancher (Maggiotto).

Ils peuvent exister, nous semble-t-il, aussi bien avant la confusion mentale qu'avant la démence précoce, les précéder ou leur être simultanés.

Pas plus qu'eux, les accidents neurasthéniques ne sont

---

(3) Anglade, *Traité de pathologie mentale de G. Ballet,* 1903 (article *Confusion mentale).*

(4) Régis, *Précis de psychiâtrie.* Paris, 1906.

spéciaux à la démence précoce. La période d'incubation de la confusion mentale décrite par Chaslin (5) peut aussi bien s'appliquer à toutes les maladies mentales qu'à la démence précoce en particulier :

« Il se produit, dit-il, des modifications qui portent à la fois sur le corps et sur l'esprit. Les malades se plaignent de maux de tête, de céphalée en forme de calotte, de vertiges, de fatigue ; l'appétit est troublé, la digestion déréglée ; les traits sont tirés, la figure pâle. Le sommeil est en général mauvais, troublé par des rêves.

» Le malade éprouve une certaine anxiété, des alternatives d'irritation, d'agitation et d'apathie ; il se livre à la rumination intellectuelle, et, par moments, il lui semble que le travail de la pensée lui devient difficile, qu'il perd la mémoire. Souvent son caractère subit une certaine transformation ».

Il n'y a d'ailleurs que des ressemblances entre la neurasthénie et la confusion mentale. Ces troubles hystéro-neurasthéniques peuvent exister avant l'accès aigu, quand il y en a un, ou bien peuvent se trouver au cours de la période d'état de la confusion mentale sous forme d'attaques convulsives.

Parlons à présent des ictus ; ces ictus peuvent être avec ou sans convulsions, avec ou sans paralysie consécutive, avec ou sans aphasie.

Dernièrement, Mlle Pascal (6) s'est longuement, et très scientifiquement, étendue sur ce sujet, et s'est en particulier servie de la similitude de ces ictus plus ou moins apoplectiformes, au début de la paralysie générale et de la démence précoce, pour tenter un rapprochement de ces deux états, et opposer à la paralysie générale une autre démence, la démence précoce, admise selon la conception Kræpelinienne.

Nous ferons simplement remarquer avec notre maître M. le professeur Régis que toutes les psychoses toxiques peuvent

---

(5) Chaslin, *La confusion mentale primitive*, 1895.

(6) Mlle C. Pascal, Les ictus au début de la démence précoce. *Encéphale*, 1906, n. 5.

s'accompagner d'ictus; la confusion mentale en particulier peut avoir des attaques comateuses.

Le début de la démence précoce n'a donc rien de bien spécial.

EVOLUTION. — La démence précoce a une durée des plus longues.

Nous avons suffisamment, nous semble-t-il, prouvé l'analogie qui existe entre la confusion mentale chronique et la démence précoce à la période d'état pour ne pas nous appesantir sur la période terminale.

Cette période, qui mérite à juste titre le nom de démence véritable, ne fait pas partie, par suite, de l'étude de la psychose chronique que nous avons tentée.

Voici toutefois quelles sont, selon les auteurs, les terminaisons de la démence précoce :

1° Guérison : cette guérison est rare, le plus souvent incomplète, avec ou sans rémissions; le plus souvent ce ne sont que de fausses guérisons.

Elle est pour Kræpelin de :

13 p. 100 pour les formes catatoniques;

8 p. 100 pour les hébéphrénies;

jamais ou presque pour les paranoïdes.

Elle est caractérisée par le degré moindre de la confusion et de l'indifférence émotionnelle, la diminution de l'automatisme, la cessation des stéréotypies, du négativisme, de la suggestibilité, l'atténuation des symptômes physiques.

2° Mort : se fait très attendre; parfois par maladie intercurrente.

3° Incurabilité et démence.

Cette terminaison s'annonce par la cessation des symptômes aigus, et par la déchéance psychique progressive, plus rapide dans les formes catatonique et hébéphrénique.

Elle est soit agitée, soit apathique, portant toujours le cachet de la période d'état.

Voici ce que dit Sérieux (7) :

---

(7) Sérieux, *La démence précoce*. 1902.

« Les diverses formes de la démence précoce aboutissent après un laps de temps variable (plusieurs mois ou plusieurs années) à un état d'affaiblissement psychique qui possède des caractères spéciaux. Les conceptions délirantes s'atténuent progressivement, puis leurs derniers vestiges finissent par s'effacer. Parfois, elles laissent un reliquat très fruste qui se manifeste sous une forme stéréotypée. Certains malades conservent quelques idées hypocondriaques, des idées de persécution ou de grandeur assez imprécises, souvent très puériles ; plusieurs paraissent encore hallucinés.

» L'affaiblissement psychique spécial de la période terminale de la démence précoce reste parfois peu accentué (formes frustes).....

» Dans les cas les plus graves, l'affaiblissement psychique se présente sous deux formes signalées depuis longtemps : démence apathique et démence agitée.

» Dans cette dernière variété dominent les manifestations de la stéréotypie et du négativisme, déjà bien décrites par Esquirol. Les malades contractent des habitudes bizarres, marmottent sans cesse à voix basse ou déclament à tue-tête la même phrase stéréotypée. Ce qui domine, ce sont les signes d'une agitation automatique dénuée de but.

» Dans la démence apathique, on constate également des tendances très nettes à la stéréotypie, mais, ce qui est caractéristique, c'est l'indifférence émotionnelle du malade, son extraordinaire apathie, la ruine de tous les sentiments, avec un état de torpeur plus ou moins profonde de toute l'activité psychique.

» Chez quelques-uns subsistent des rudiments d'activité psychique qui portent le cachet de l'automatisme, de la stéréotypie, du puérilisme ».

La démence véritable et non spéciale qui termine le plus souvent la démence précoce mérite véritablement le nom de démence précoce ; mais on le conserve à la période d'état, toutes restrictions faites sur son imperfection. Les auteurs sont d'ailleurs d'accord à ce sujet et reconnaissent que la démence précoce est une psychose.

Quand la démence précoce sera accidentelle, la démence terminale sera, de ce fait, une démence secondaire. Dans les cas de démence précoce constitutionnelle, la démence peut, jusqu'à un certain point, être considérée comme primaire.

§ 5. Importance de ces rapports au point de vue pronostic et traitement.

Avant de terminer ce chapitre important des rapports de la démence précoce et de la confusion mentale, nous voulons dire quelques mots de l'intérêt qu'il y a à les connaître au double point de vue du pronostic et du traitement.

PRONOSTIC. — Que disent les auteurs du pronostic de la démence précoce en général, et de ses diverses formes en particulier?

Pour Kræpelin (1), il est très variable; il faut remarquer qu'il fait entrer dans la démence précoce beaucoup d'états morbides très différents, ne se ressemblant nullement (entre autres la paranoïa hallucinatoire), dont la terminaison par suite, ou tout au moins la destinée ultérieure ne peut être identique.

Christian (2) donne ce pronostic comme très grave; mais il limite la maladie aux psychoses de la puberté et du développement.

Lewis C. Bruce (3) le considère comme assez favorable au contraire; il est vrai que, lui reconnaissant un début par confusion mentale aiguë et englobant dans son cadre cet accès aigu, il compte dans ses guérisons tous ces cas de confusion mentale aiguë ayant guéri.

Régis (4) distingue les démences précoces dégénératives dont le pronostic est grave, et les démences précoces qui ne sont que des confusions mentales chroniques, et dont le pro-

---

(1) Kræpelin, *Psychiâtrie,* 6e édit., Leipzig, 1899.
(2) Christian, La démence précoce des jeunes gens, *Annales méd. psych.,* 1899, IX.
(3) Lewis C. Bruce, d'après Régis.
(4) Régis, *Précis de psychiâtrie,* 3e édit., Paris, 1906.

nostic est celui de cette dernière affection, c'est-à-dire relativement moins sérieux.

Avec tous les auteurs d'ailleurs, la gradation de gravité des formes est la même : a) catatonique ; b) hébéphrénique ; c) paranoïde qui guérit rarement.

Plusieurs auteurs se sont spécialement occupés d'établir la signification pronostique des symptômes catatoniques, en particulier dans la démence précoce :

« Grabe, dit Régis, considère l'état catatonique comme augmentant la gravité de la maladie, comme un « signum mali ominis » mais sans le rendre défavorable. Les cas les plus favorables seraient ceux à début brusque, aigu, avec stupeur rapide et prolongée, et les moins favorables ceux avec stéréotypies, grimaces, verbigération, etc. »

La valeur pronostique des signes de la démence précoce, et en particulier des symptômes catatoniques est pourtant très discutée.

Voici ce qu'en dit Simon (5) :

« Les manifestations catatoniques ont-elles une signification pronostique ? Quelle que soit l'origine des phénomènes musculaires, ont-ils cependant une signification pour l'évolution totale des processus morbides ? Sans doute, puisque l'examen des faits nous a amené à conclure qu'il s'agissait tantôt de phénomènes réactionnels, tantôt de phénomènes automatiques proprement dits, il semble déjà, de ce fait, qu'elles ne pourraient avoir qu'une valeur d'emprunt, et subordonnée à celle des troubles dont elles dépendent. L'importance pronostique des manifestations catatoniques est peut-être partout le principal argument qu'invoquent certains partisans de la démence précoce pour justifier l'isolement de cette affection ; tout au moins le mettent-ils sur le même rang que l'affaiblissement des facultés dont nous avons parlé tout à l'heure. Démence et pronostic sombre ne peuvent d'ailleurs que marcher de pair.

_____

(5) Simon, *Nature et évolution de la catatonie* (Congrès international de médecine de Lisbonne, 1906).

» Ainsi, pendant toute la période active de la maladie, la constatation des phénomènes catatoniques n'a d'autre importance
pronostique qu'en aurait une statistique générale sur la terminaison des états mélancoliques ou maniaques hallucinatoires ;
quand les phénomènes catatoniques persistent sans pathogénie
psychique immédiatement appréciable, c'est ce dernier fait, et
plus encore l'existence de l'affaiblissement intellectuel concomitant, et cela seul qui leur donne quelque valeur.

» Nous ne sommes plus étonnés d'observer des rémissions et
même des guérisons consécutives au développement d'accidents
catatoniques, frappant par leur intensité. Mais, nous ne pouvons attendre ces rémissions et ces guérisons qu'autant que le
délire est assez actif pour expliquer l'absence de toute autre
manifestation, ou que le jeu normal des facultés mentales peut
être observé dans les éclaircies, si courtes soient-elles, qui peuvent survenir ».

Dromard (6), dans son étude sur les stéréotypies, les considère
comme un signe de fâcheux augure, surtout celles qui sont
secondaires, c'est-à-dire venant après la catatonie, d'origine
démentielle.

D'une part, on voit donc la divergence des auteurs, résultant
du fait de leurs conceptions différentes de la maladie ; d'autre
part, la difficulté du pronostic lui-même.

Ainsi, dit Simon :

« Kræpelin avoue qu'il ne lui a pas été possible jusqu'ici de
trouver les signes précis d'après lesquels on puisse tirer conclusion sur l'issue probable d'un cas isolé.

» Il essaie cependant d'indiquer sur quoi l'on pourrait baser
une présomption d'incurabilité, et voici comment il lui semble
qu'on pourrait se guider : la brusquerie du début peut entrer
en ligne de compte pour un pronostic favorable ; mais la pro-
babilité d'une amélioration notable deviendra surtout d'autant
plus faible que l'indifférence affective sera plus certaine, indé-

---

(6) Dromard, Etude clinique sur la stéréotypie des déments précoces. *Arch. de*
neurol., mars 1901.

pendamment de tout symptôme de négativisme, comme aussi bien l'indifférence du malade aux objections qu'on peut faire à son délire ».

Il nous semble qu'on doit tout d'abord se demander comment a débuté la démence précoce ; si elle a été accidentelle, c'est-à-dire si elle a commencé par un accès aigu de confusion mentale, la notion est acquise que la période qui suit n'est que de la confusion mentale chronique et que, par suite, elle a son pronostic particulier, c'est-à-dire quelques chances, rares il est vrai, de guérison.

TRAITEMENT. — A ce point de vue, il y a grande utilité à avoir présente à l'esprit la notion de la guérison possible, et de l'origine toxique, car on traitera le malade comme un confus et non comme un dément, même les déments précoces n'ayant pas commencé par un accès aigu de confusion mentale.

« N'y a-t-il pas utilité pratique, dit toujours Simon, à se refuser à un pronostic de pourcentage, à dire si le malade ne guérira pas, par exemple? Tant qu'ils n'ont pas versé dans une complète démence, ces malades ne sont pas, nous l'avons vu, ces êtres sans pensée qu'on nous présente; ils sont moins dénués de rapports avec le monde extérieur qu'ils le semblent; des lueurs souvent viennent illuminer ces rêveurs, lueurs qu'il faut attiser, si l'on ne veut risquer qu'elles ne s'éteignent aussitôt; il n'est pas rare de recevoir, après guérison, cet aveu des malades qu'ils se sont raccrochés éperdûment à quelque phrase qu'on leur aura dite, à quelque conversation qu'on aura tenue avec eux, à cette suggestion constante de guérison et d'optimisme qui est, ainsi que l'indique Dubois (de Berne), le principal élément de notre thérapeutique morale ».

Nous allons donner, selon notre maître, M. le professeur Régis, non le traitement de la démence précoce, mais quelques indications particulières ayant trait à notre conception :

« A. *Traitement prophylactique.* — Deny et Roy font avec raison une part au traitement prophylactique. Il consiste essentiellement à éviter à ces sujets en particulier les surmenages, à surveiller leur première hygiène sexuelle, leur croissance, leur adolescence, à les mettre autant que possible à l'abri d'atteintes sérieuses d'intoxication ou d'infection.

» B. *Traitement proprement dit.* — *a*) Période aiguë : Celui de la confusion mentale, en particulier alitement, grandes injections de sérum, purgatifs, lavage de l'estomac, gavage.

» *b*) Période d'état catatonique : Traitement symptomatique surtout.

» *c*) Période d'état hébéphrénique :

    Médication thyroïdienne (Régis).

    Médication ovarique (Sérieux).

» Elles offrent peut-être peu d'avantages, mais il faut toujours les essayer.

» *d*) Période d'état paranoïde :

» La prendre au début, car elle est à peu près incurable, et avant que la chronicité ne soit définitive ; donner des toniques, de la sérothérapie et faire de la psychothérapie.

» *e*) Période terminale.

» Souvent il n'y a pendant longtemps que de la démence incomplète ; en profiter pour essayer un peu de rééducation psychique qui garantirait peut-être, ainsi que le dit Masselon, ces aliénés de la démence profonde, à laquelle aboutissent un grand nombre d'entre eux.

» *f*) Quant à la question de l'internement, il paraît nécessaire à la fin de la forme paranoïde et dans la forme hébéphrénique. Dans la forme catatonique, l'isolement peut suffire, et il faut bien attendre, pour l'internement, la phase non douteuse de chronicité, car en face de l'accès de confusion mentale du début, on ne peut vraiment savoir s'il y aura guérison ou non ».

CHAPITRE DEUXIÈME

OBSERVATIONS

Les observations que nous allons donner sont des observations de démence précoce destinées à mettre en évidence les rapports que nous venons de signaler entre la démence précoce et la confusion mentale chronique.

Nous citerons principalement des formes catatoniques, car ce sont celles qui ont été le plus fréquemment observées par nous.

Ces observations sont des cas de démence précoce accidentelle, mais ce sont aussi des confusions mentales chroniques, et c'est à ce titre que nous les donnons.

OBSERVATION XI

(Personnelle ; en collaboration avec le Dr VILLEROUX).

Clinique psychiâtrique de Bordeaux. Service de M. le professeur RÉGIS.

Démence précoce catatonique.

SOMMAIRE. — Peu d'antécédents. — Confusion mentale hallucinatoire aiguë post-puerpérale. — Confusion mentale stupide avec alternatives de lucidité. — Chronicité. — Catatonie. — Disparition des principaux symptômes catatoniques. — Tendance à la démence.

Pétronille G..., femme C..., 25 ans.

Travaille la terre.

Entrée le 19 avril 1904. Salle Isolement femmes, lit n° 3.

Sortie le 17 juillet 1906 ; dirigée sur l'asile d'aliénées de Château-Picon.

I. Commémoratifs. — 1° *Antécédents héréditaires* : Père, 54 ans, vivant, cultivateur. Bien portant ; pas d'éthylisme. Un peu pellagreux (habitant la Gironde).

Grand-père paternel, mort très vieux, sans avoir eu de maladie grave.

Grand'mère paternelle, a eu la pellagre, sans troubles psychiques.

Mère vivante, 50 ans. Dyspeptique. Rien à signaler au point de vue psychique.

A eu cinq grossesses ayant abouti à :

a) La malade.

b) Garçon vivant, 25 ans, bonne santé.

c) Garçon vivant, 24 ans, bonne santé.

d) Fausse couche.

e) Garçon vivant, 15 ans, bonne santé.

Les quatre enfants vivants sont peu intelligents.

Grand'mère maternelle, rien de particulier.

Grand-père maternel, a eu la pellagre ; sa famille présentait quelques aliénés ; l'un d'eux s'est suicidé.

Oncles et tantes, aucun aliéné, mais quelques-uns cependant un peu faibles d'esprit.

2° *Antécédents personnels* : Bien portante jusqu'à l'époque de son mariage ; bien réglée.

Très nerveuse, très entêtée ; buvait de l'anisette et du rhum assez fréquemment.

Peu de stigmates de dégénérescence.

3° *Histoire de la maladie* : Se marie en 1902 et accouche le 17 février 1904 d'un enfant du sexe féminin.

Deux mois avant son accouchement, troubles nerveux (avait peur la nuit), difficiles à préciser, et auxquels la famille n'attache aucune importance.

Accouchement long, laborieux, sans forceps.

La délivrance, impossible, est retardée jusqu'au soir. Utérus mou avec léger degré d'inversion. Délivrance artificielle. Placenta dur avec cotylédons atrophiés, blanchâtres.

Du 17 au 20 février, suites normales.

20 février 1904 : La malade est agitée, délire, parle fort et tient des propos incohérents. Léger œdème des paupières, des lèvres et des

mains. Fièvre 39,8 ; un peu d'albumine dans les urines. Ecoulement vaginal inodore.

24 février 1904 : Crises caractéristiques d'éclampsie ; 4 ou 5 par jour avec perte de connaissance ; mouvements convulsifs ; n'entend pas les personnes qui parlent. Légère écume aux lèvres ; pas de morsure de la langue.

On fait une saignée et des injections de sérum ; l'état s'améliore sensiblement, mais négativisme opiniâtre de la part de la malade.

29 février 1904 : Recrudescence des symptômes. Délire incohérent, vite calmé. Crises nerveuses ne ressemblant plus à celles de l'éclampsie.

Hallucinations : s'entend appeler du dehors ; ou bien une voix derrière la fenêtre interpelle une des personnes présentes que la malade invective en lui criant de répondre et de sortir.

Elle veut elle-même sortir de sa chambre pour répondre, mais elle est soigneusement surveillée. Elle dit aussi qu'elle entend toujours des cloches.

Les hallucinations de la vue n'ont pas été signalées.

La malade se lève souvent la nuit pour refaire son lit.

Elle veut à tout prix s'occuper de balayer, de faire la cuisine ; mais, après quelques tentatives maladroites, on lui défend tout travail.

Torpeur cérébrale assez prononcée.

Fugues très fréquentes.

Avril 1904 : Le médecin, désirant la placer dans un asile, l'envoie aux cellules de l'hôpital où elle est arrêtée au passage, et transférée pour observation à l'isolement femmes, le 19 avril 1904.

II. EXAMEN DIRECT. — *1er examen le 20 avril 1904 :* La malade arrive très maigre.

Confusion mentale extrême. L'interrogatoire est impossible : elle ne répond pas aux questions ; aussitôt que l'on s'approche de son lit, elle s'enfouit sous les couvertures.

La persuasion ne paraît avoir aucune prise sur elle.

Pas d'albumine à l'analyse des urines.

22 avril : La malade ne se cache plus sous ses couvertures ; elle nous regarde et nous adresse même la parole, mais sans que nous puissions comprendre ce qu'elle dit.

A nos premières paroles, son visage se contracte et elle se met à pleurer bruyamment.

Interrogée, elle a pleuré plusieurs fois. Ne peut répondre à aucune question précise ; elle nous dit seulement son nom et son pays.

Elle demande des nouvelles de sa petite fille Jeanne.

Elle se croit dans un asile d'aliénées et ne se croit pas à l'hôpital Gâteuse.

Plusieurs tentatives de fuite, conscientes, puisqu'elle choisit le moment où elle est le moins surveillée.

26 avril : A refusé hier et aujourd'hui toute nourriture.

Gavage. Injection de sérum de 150 cc.

Un peu contractée, surtout volontairement quand on veut l'en empêcher.

Se soulève dans son lit ; ferme toujours les yeux.

4 mai : la malade ne répond plus, refuse d'ouvrir les yeux.

Stupeur absolue et négativisme.

Température normale.

7 mai : Nuit très agitée. N'a qu'une idée, s'en aller et ne veut pas manger de crainte qu'on l'empoisonne.

11 mai : L'état est toujours caractérisé par une stupeur permanente coupée de temps à autre par de *courtes crises paroxystiques d'agitation.*

Ordinairement elle se tient dans son lit pelotonnée en chien de fusil, le siège très au bord du lit, les yeux obstinément clos, sans un mouvement, sans un geste ; la tête penchée en avant au dehors de l'oreiller. C'est une *attitude stéréotypée.*

Négativisme très accentué se traduisant par un mutisme complet, un refus d'ouvrir la bouche, d'exécuter un acte quelconque, ainsi que par une résistance assez forte aux attitudes et aux mouvements qu'on essaie de lui imprimer. Ainsi quand on essaye de lui ouvrir les yeux, en soulevant la paupière, Pétronille résiste, fait effort en sens contraire ; et, lorsqu'on y parvient, on ne voit que le blanc des yeux convulsés en haut.

De même, elle ne fait jamais dans le bassin quand on le lui présente, mais aussitôt après, comme exprès, elle urine ou gâte dans son lit.

Négativisme aussi dans sa pensée et sa parole. Son mari étant venu la voir ces jours derniers, elle lui a dit : « Je ne te connais pas »; et à nous : « Je n'ai jamais vu mon mari ».

Ce sont là les rares paroles qu'elle prononce. Ou bien si on lui demande ce dont elle se plaint, elle dit : « Vous le savez bien, je n'ai pas besoin de vous le dire ».

Par contre, nous trouvons de la *suggestibilité*. Lorsqu'on la place debout, depuis quelques jours, elle conserve longtemps la position dans laquelle elle se trouve et les attitudes qu'on lui donne.

Elle présente de la *flexibilité cireuse*. Aujourd'hui nous lui mettons une main derrière la tête, elle l'y conserve; nous lui plaçons les mains jointes; elle reste là dans l'attitude de la prière, mais sans que son visage exprime rien et sorte de sa neutralité impassible.

La passivité de la malade et la plasticité de son corps sont donc absolues. Elle imite *automatiquement* une autre malade du service.

Echolalie.

Pas de manifestation spontanée d'activité psychique ou physique; aboulie et apathie.

Tentatives de fugues.

Etat général meilleur; teint plus coloré.

Appareils normaux; mais non réglée depuis l'accouchement.

Ponction lombaire faite par trois fois, n'a pas donné de liquide.

Température normale.

Urine 500 cc. environ par jour.

Densité faible, composition normale. Pas d'albumine.

30 mai : Depuis le 15 mai, état général d'excitation. Gavage.

Température légèrement au-dessus de 37°

Ce matin, au contraire, la malade est comme figée, ne répond à aucune question. Si on veut lui causer de force, elle se réfugie tout à coup à l'autre bout de la chambre où elle s'accroupit dans une attitude recueillie, le thorax courbé en avant, la tête baissée, les yeux clos, les bras joints non croisés. Les jambes sont toujours fléchies sur les cuisses. Elle resterait constamment dans la même position si on l'y laissait. Dort constamment, devient de plus en plus sale.

16 juin : Plus affaissée, ne veut plus manger.

Négativisme toujours aussi accentué. Crache au nez de la personne qui parle.

Les membres et le corps gardent l'attitude donnée, mais parfois au contraire ils retombent inertes et flasques jusqu'à ce qu'ils rencontrent un point d'appui. Quand ils conservent la position provoquée, la malade résiste aux déplacements qu'on veut leur imprimer, lorsqu'ils n'intéressent pas le membre dans sa totalité, mais elle ne s'oppose pas aux déplacements du membre tout entier.

Les muscles de l'épaule restent flasques, alors que ceux du bras et de l'avant-bras sont contractés.

Dans l'attitude provoquée, on la croirait en hypnose. Prononce quelques syllabes et fait quelques rares mouvements actifs ; elle se gratte la tête, se mouche avec les doigts et fait des *grimaces*.

Réaction de persévération; continue parfois des mouvements imprimés, surtout lorsqu'il s'agit de danser. Avant-hier, pendant un quart-d'heure et ce matin encore elle a dansé, même avec gestes. Il suffit de la faire tourner quelques minutes et de chanter.

Éclate de rire fréquemment.

Ne prononce que des paroles entrecoupées, sans aucun sens.

Paraît pourtant comprendre ce qu'on lui dit.

25 juin : Les attitudes cataleptoïdes et le négativisme persistent.

9 juillet : Le gavage continue à être fait. Chante parfois. Crises de larmes fréquentes.

Écrits : Voici un de ses écrits :

« Il fait bea temps aujourd'huit ; il a fait chaui monsieur foubet président de lai republique je degrover ».

Il est impossible de reproduire ici l'inégalité des lettres, le peu d'ordre des lignes, les ratures ; il y a des lettres oubliées.

Pupilles réagissent à la lumière et à l'accommodation.

Réactions électriques : Excitabilité des muscles et des nerfs faradique conservée et normale.

Excitabilité galvanique normale, de sens voulu, secousse brève.

Examen de sang : (Voir à la fin de l'observation).

13 juillet : L'état de la malade s'améliore. Elle dit bonjour, tend la main, et répond un peu aux questions qu'on lui pose. Elle a les yeux ouverts, et sa figure a perdu le masque d'hébétude qu'elle avait; mange seule et obéit.

20 juillet : Retombée brusquement dans son état antérieur. Elle ne parle plus, ne rit plus, ne fixe plus le regard vers la personne qui lui adresse la parole. La figure a repris son masque impassible.

Yeux ouverts dirigés constamment en bas.

Négativisme a redoublé. Attitudes stéréotypées persistent.

Sentiments affectifs qui avaient totalement disparu paraissent être revenus à ses moments d'éveil.

Injection de sérum de Chéron.

30 juillet : L'amélioration se produit.

Lit à haute voix, ou bien raconte les faits saillants de sa lecture. L'éveil de toutes ses facultés paraît s'établir petit à petit.

L'apathie intellectuelle a diminué, sans être disparue tout à fait. Négativisme diminue.

Voici un de ses écrits, à cette date :

« M M Mon cher époux.

Je serai très heureuse que tu vienne me moir et que tu m'apportez la petite Jeanne je serai contente de la voir et de l'embrasser je serai contente de parler avec toi.

Je me trouve beaucoup mieux je mange bien et toute seule je je voudrais savoir Jeanne si elle a été à l'école signé dis-moi si Jeanne a bien grandi et elle obéissante elle doit donner beaucoup de peine à notre pauvre mère, qui est si bonne de me remplacer pour lui apprendre le

Je vous salue je t'embrasse de profond du cœur embrasse pour ton épouse la petite Jeanne.

                                                              C.....

Ainsi que maman ».

La Sœur du service l'a un peu aidée pour le choix des idées; il est impossible de reproduire l'irrégularité des lignes et toutes les ratures.

Le physique est absolument le miroir de l'état mental.

« Le visage de bois » n'existe plus, plus de rigidité des traits.

Etat physique excellent.

Pas de température.

Urines : Quantité toujours faible, 750 cc. environ.

             Densité faible.

             Urée très faible.

             Traces d'albumine.

             Leucocytes.

15 août 1904 : Sans cause appréciable, la malade retombe dans son

ancien état de stupeur; assise sur une chaise, elle a la tête baissée, les yeux clos, la figure impassible, les mains indifférentes, dans l'attitude qu'on leur donne.

Interrogée, ne répond rien, ne fait même pas de gestes. Gavage.

26 août : Même état d'aggravation ; stéréotypies, flexibilité cireuse, expression de stupidité.

Traces d'albumine dans les urines.

14 novembre : L'état de stupeur est toujours complet. Immobilité absolue; ne réagit à aucune excitation. Attitudes cataleptoïdes.

En l'entraînant, on la fait marcher d'un pas automatique, mais elle s'arrête dès qu'on ne l'entraîne plus.

Résiste si on veut lui ouvrir les yeux. Excitation intermittente.

7 février 1905 : Etat identique; gâteuse.

Paraît entendre, mais ne veut pas répondre; yeux toujours fermés.

Amaigrissement énorme. Injections régulières de sérum de Chéron.

Reste dans son lit, somnolente, en chien de fusil (attitude stéréotypée).

Elle résiste quand on veut changer sa position.

1ᵉʳ avril 1905 : Etat similaire. Injections hypodermiques de suc thyroïdien.

Gestes automatiques.

Quand on fait l'injection, crie toujours les mots stéréotypés : « ia triou ».

27 mai : La dernière et trentième injection de suc thyroïdien a été faite hier. Il y a une certaine amélioration.

Suit les conversations qu'elle entend; plus d'automatisme ni de stéréotypies. Quand on l'interroge, elle articule quelques mots incompréhensibles, fait des grimaces, se cache la face avec les mains en riant.

Etat général satisfaisant. Il y avait de l'hypothermie qui a disparu.

27 juin : Physionomie devenue expressive; yeux ouverts et immobiles.

Parle toute seule, fait le signe de la croix.

Deuxième série d'injections de suc thyroïdien.

2ᵉ examen de la malade : le 23 octobre 1905. Amélioration continue avec des oscillations.

Physiquement. — La physionomie est changée. Au lieu du visage violacé, presque asphyxique, sans aucune expression, les yeux fermés, la tête baissée et raide, qu'elle a si longtemps gardé, la malade a le visage normalement coloré avec des teintes blanc et rosé, les traits expressifs, les yeux ouverts regardant les personnes.

Ce n'est que parfois, dans ses instants de résistance négativiste où paraît entrer comme un certain caprice d'enfant gâté, qu'elle ferme les yeux, baisse la tête, fait des grimaces, exécute un acte bizarre, comme de jeter ce qu'elle tient en main, ou fait le contraire de ce qu'on lui dit.

Toutes ses fonctions s'accomplissent bien. Elle mange régulièrement et beaucoup, mais sans gloutonnerie, et sans qu'on l'aide comme autrefois.

Digestions bonnes et régulières ; pas de gâtisme.

Le sommeil est bon ; attitude au lit plus normale. Les règles, qui ont apparu pour la première fois en juin, se sont continuées normales et abondantes tous les mois.

Plus d'attitudes cataleptoïdes ni de stéréotypies. Seulement un peu de négativisme, d'excentricité voulue en présence des personnes, et quelques grimaces et tics, notamment le tic du reniflement et l'index frottant le nez.

Un peu d'albumine dans les urines et quelques leucocytes dans le sédiment.

Psychiquement. — Réveil très marqué. La malade, surtout quand elle est bien disposée, répond aux questions, parle.

On a pu suivre chez elle l'amélioration progressive de la torpeur cérébrale et l'amélioration du retard de l'équation personnelle.

Au début, dans la stupidité complète, la malade restait immobile à la question, le visage impassible comme si elle n'avait ni entendu ni compris.

Plus tard, à la question posée succédait une lueur d'intelligence dans les yeux, mais sans réponse.

Petit à petit apparurent, après l'excitation de la question, le sourire des lèvres, le mouvement du visage, l'émission de quelques mots à voix basse et tout le reste progressivement.

Même une fois regagnées, ces diverses manifestations de l'activité

ne s'opéraient que lentement et l'une après l'autre ; les yeux com-
mençaient à luire, le visage se détendait, la tête se tournait lentement
vers l'interlocuteur, et finalement la réponse arrivait.

Elle a du vague dans les *souvenirs*, mais elle se souvient surtout
quand elle veut, et de sa vie passée.

Elle paraît se souvenir jusqu'à son accouchement et au baptême
de son enfant, mais a tout oublié depuis jusqu'à ces derniers temps.

Au mois d'août dernier, la Sœur lui dit, la voyant debout, immobile : « Que faites-vous là ? — Je cherche ma mémoire, répondit-
elle ».

Actuellement, elle se rend compte de son milieu, connaît les
personnes qui l'entourent par leur nom, paraît leur être attachée.

Caractère toujours fantasque, mais sa mère dit qu'elle a toujours
été entêtée, méchante et désagréable.

Elle associe assez bien ses idées.

Reçoit mieux sa famille. Quand on lui a conduit sa fillette, elle s'est
précipitée sur elle et a voulu lui donner à téter, allant même jusqu'à
presser ses seins. Il semblait qu'elle se crût encore au moment de sa
venue ici.

Pas de délire ni d'hallucinations. Un peu d'obstination toujours et
de caprices.

Travaille assez régulièrement.

Cause peu avec les autres, sauf quand on l'interroge.

Elle a une mimique très accentuée, mais non sans motif.

27 novembre 1905 : Quand on lui parle, ne regarde jamais, baisse
la tête et se met à rire à propos de rien.

Quand on lui demande quelque chose qu'elle sait très bien, elle
raconte tout ce qu'elle peut excepté ce qu'on lui demande ; on dirait
vraiment qu'elle le fait exprès.

Elle aime discuter avec les autres malades.

Rit, crie et chante sans motif, est d'une docilité exemplaire, puis,
tout d'un coup refuse catégoriquement de faire quoi que ce soit.

6 avril 1906 : L'état est toujours le même.

Elle dit aux autres tout ce qu'elle sait leur être désagréable, sans
pour cela y mettre de méchanceté.

Lui demande-t-on d'écrire, elle fait remarquer que peut-être on a volé l'encre, que peut-être le porte-plume se casserait, que peut-être elle écrirait des choses qu'il ne faudrait pas, etc.

L'invite-t-on à sortir, elle se réfugie dans un coin de le salle.

Quand on cause depuis un moment avec elle, elle rit aux éclats.

Est devenue plus paresseuse et reste sans bouger sur sa chaise.

18 mai : *Analyse de sang* (voir à la fin de l'observation).

Réglée à présent tous les mois.

20 juin : Etat toujours stationnaire.

Affectivité pour sa famille très diminuée.

Colères fréquentes; a eu une discussion terrible avec la Sœur et a voulu la battre.

Lui ayant enlevé une épingle pour qu'elle ne se blesse pas dans son agitation, elle nous a traité de voleur et nous a énergiquement réclamé 5 francs, puis tout s'est calmé.

Elle refuse parfois de manger.

17 juillet : Etat identique.

Envoyée à l'asile d'aliénées de Château-Picon.

. . . .

Décembre 1906 : Pétronille, à l'asile d'aliénées de Château-Picon est absolument dans le même état au point de vue psychique.

Au point de vue physique, état meilleur, si possible.

Examens de sang de Pétronille G..., pratiqués au laboratoire .
des cliniques de l'hôpital Saint-André.

Premier examen. — Phase aiguë, 9 juillet 1904 (Sabrazès).

Hémoglobine = 77 p. 100.

Globules rouges = 5.456.000 par millimètre cube.

Globules blancs = 13.020 par millimètre cube.

Variétés des globules blancs :

Leucocytes polynucléaires neutrophiles . . .	59	p. 100, soit	7.681	par mm³.
Lymphocytes.	29,55	»	3.840	»
Grands mononucléés.	8,2	»	1.067	»
Eosinophiles	1,1	»	143	»
Formes de transition	0,55	»	71,6	»

Valeur globulaire = 0,70.

Plaquettes sanguines = 367.100 par millimètre cube.

Inégalité de volume des hématies.

Quelques poïkilocytes.

Rares polychromatiques.

Pas de globules rouges nucléés.

Pas d'iodophilie.

Coagulation du sang (procédé Sabrazès) = 9 minutes et quart.

Rétraction du caillot normale; sérum exsudé clair.

Deuxième examen. — Phase chronique, 18 mai 1906 (Sabrazès et Laurès).

Temps de coagulation = 8 minutes 5.

Hémoglobine = 96 p. 100.

Globules rouges = 4.637.600 par millimètre cube.

Globules blancs = 5.580 par millimètre cube.

Plaquettes sanguines = 73.098 par millimètre cube.

Variétés des globules blancs :

Leucocytes polynucléaires neutrophiles	67,65 p. 100, soit 3.772 par mm³.		
Lymphocytes.	20,03	»	1.116 »
Grands mononucléés.	7.75	»	432 »
Eosinophiles	3,66	»	204 »
Formes de transition.	0,58	»	31 »
Mastzellen	0,28	»	15 »

Valeur globulaire = 1,03.

Pas de polychromatiques.

Pas d'hématies à granulations basophiles.

Très légère inégalité de volume des hématies.

Pas d'inégalité de coloration.

Pas de réaction iodophile notable.

Au bout d'une heure, le caillot commence à se rétracter; le sérum exsudé est très clair.

Quatre jours après, l'hémoglobine dissoute commence à colorer le sérum exsudé.

Considérations sur ces deux examens de sang (Sabrazès et Laurès)

Premier examen : Temps de coagulation normal.

Abaissement de la valeur globulaire, avec tendance à l'hyperglobulie.

Leucocytose marquée.

Formule leucocytaire : tendance à la lymphocytose et à la mononucléose.

Deuxième examen : Temps de coagulation très légèrement accéléré.

Taux des globules rouges normal.

Relèvement de l'hémoglobine.

Le reste normal.

Conclusion : Il semble qu'au début les causes nocives aient impressionné tous les organes, y compris ceux de l'hématopoièse.

Puis, ces causes disparaissant, la réparation se fait, sauf dans les centres nerveux dont la capacité de régénération est moindre.

OBSERVATION XII

(Personnelle, avec l'aide des notes recueillies dans la clinique).

Clinique psychiâtrique de Bordeaux. Service de M. le professeur RÉGIS.

Démence précoce catatonique.

SOMMAIRE : Antécédents vésaniques. — Intoxication par le chloroforme. — Confusion mentale hallucinatoire aiguë. — Chronicité. — Catatonie. — Tuberculose pulmonaire. — Guérison imparfaite.

Marthe-Jeanne D..., femme A..., 25 ans, couturière.

Entrée le 22 mars 1904, service Isolement femmes, lit n° 4.

Sortie le 31 août 1904, très améliorée.

I. COMMÉMORATIFS. — *1° Antécédents héréditaires* : Père, dentiste, mort phtisique à l'âge de 45 ans, franchement alcoolique.

Grand'père paternel, charlatan de profession, extravagant. Les gamins lui lançaient des cailloux quand il passait dans la rue..

Grand'mère paternelle, pas de renseignements.

Grand-père maternel, buvait beaucoup ; mort perclus de rhumatismes.

Grand-mère maternelle, se faisait remarquer par ses extravagances.

Oncles et tantes, pas de renseignements.

Mère, vit encore ; internée à Pau.

Buvait beaucoup ; extravagante dans sa mise.

Transférée à l'asile de Pau à 36 ans. Enceinte à ce moment (1892), dit le médecin qui donne ces renseignements, accouche à la maternité de Pau en juin 1892 d'un enfant vivant.

Malade depuis de longues années ; incapacité de se conduire, vagabondage, abandon de ses enfants.

Le Dr Masselon, alors médecin-adjoint à l'asile de Pau, a donné rétrospectivement en 1904 les renseignements résumés suivants :

« Affaiblissement intellectuel spécial ; obtusion du jugement.

Affaiblissement des sentiments affectifs.

Apathie ; indifférence. Impulsions.

Maniérisme. Stéréotypies d'attitudes.

Dans son incohérence en 1904, il semble y avoir les résidus d'un délire antérieur. Pas d'hallucinations.

Souvenirs anciens bien conservés.

Absence de systématisation et de coordination des idées.

Attention difficile à fixer.

Travail exécuté automatiquement.

Pas de flexibilité cireuse. Pas de négativisme.

Peu de signes physiques.

On peut porter le diagnostic de démence précoce ; il y aurait donc hérédité, et la mère et la fille seraient démentes précoces ».

Six enfants sont nés dans cette famille :

1° Un garçon, alcoolique ; se mettait complètement nu sur la place pour se battre. Perdait la tête à la moindre histoire ;

2° Marthe, la malade ;

3° Un garçon ; se lève la nuit tout endormi, et se promène dans la maison ;

4° Deux jumeaux, garçons, dont aucun ne peut se livrer à un travail suivi ;

5° Un enfant né à Pau à la maternité en 1892, la mère étant internée.

Mari d'origine espagnole. Métiers peu précis, si ce n'est à Marseille où il vend des cartes postales. A vécu de la prostitution de sa femme ; alcoolique.

Antécédents personnels : Pas de maladies dans l'enfance.

Pas de crises de nerfs ; un peu grimacière ; se touchait en parlant les cils de l'œil gauche avec les doigts.

Incapable de se livrer à un travail suivi.

Juge bien les personnes et les choses. Pense juste, mais agit quelquefois tout de travers ; tourne facilement les histoires au tragique.

A fait quelques fausses couches, une au moins, qu'elle provoquait sans doute, dit son mari ; pas d'enfant qui vive.

S'est livrée à la boisson, à l'absinthe en particulier.

Voici maintenant l'histoire de sa vie :

a) Vient de Mont-de-Marsan à Bordeaux, en 1894, à l'âge de quinze ans ; se place comme bonne à tout faire et fait de multiples places.

Va à Paris, y fait plusieurs places, revient à Bordeaux.

b) Elle vit avec un homme d'origine espagnole, nommé A....., et se marie avec lui en 1897.

Part avec lui de Bordeaux.

c) Revient à Bordeaux en 1899 ; d'après les gens chez qui elle a vécu à cette époque, elle était très normale.

d) Reste avec son mari quelque temps à Bordeaux. Son mari la bat ; disputes fréquentes. La fait livrer à la prostitution. Il la quitte en 1901 pour aller à Marseille vendre des cartes postales tout seul.

e) Reste à Bordeaux tout le temps, travaille peu, s'amuse beaucoup, envoie de l'argent à son mari qui la pousse à la prostitution, va le voir à Marseille, mais il la bat.

f) En janvier 1904, revient désolée de Marseille, son mari ne voulant plus la voir.

Elle s'isole dans sa chambre, sort dans la rue sans raison ; allures bizarres.

Annonce à ses connaissances au mois de mars qu'elle va partir pour Libourne.

g) Vers le milieu de mars, voulant en finir avec la vie, achète une robe blanche, des bas, un beau pantalon pour se faire belle et mourir. Achète du chloroforme chez plusieurs pharmaciens.

3° *Histoire de la maladie.* — Le 16 mars 1904, elle tente de s'empoisonner en absorbant 40 cc. de chloroforme dans une tasse de tilleul, dans un hôtel.

Une grande agitation s'empare d'elle; elle se lève pour faire couler le chloroforme.

Délire toute la nuit avec hallucinations; voit constamment de nombreuses étoiles. Insomnie.

Le lendemain, n'ayant pu mourir, elle est très malade : vomissements, céphalalgie, faiblesse, coliques.

Vient à la consultation de l'hôpital Saint-André dans la soirée du 17 mars 1904, et est admise d'urgence.

17 mars 1904, salle 3 (service de M. Cassaët) : Arrive seule à la salle 3; insolente envers la sœur; mange seule en se faisant prier.

Elle reste dans son lit, sans attitudes bizarres, si ce n'est quelques grimaces de la face, ferme les yeux, gonfle les joues.

Pas de contorsion des membres.

Quand on lui parle, elle répond peu, et peu de choses sensées.

La nuit a été assez bonne.

Elle a pourtant raconté une fois guérie avoir vu des ennemis près d'elle qui voulaient la faire brûler.

18 mars, salle 6 : A peine entrée dans la salle, elle ressort pour se promener sur la galerie et on a de la difficulté à la faire rentrer.

La nuit est assez bonne.

A partir de ce moment, commencent quelques attitudes bizarres : couchée sur le dos dans son lit, elle s'obstine à tenir ses genoux en l'air.

Contorsions de la face, ferme les yeux. Pas de contorsions des membres.

Elle répond un peu à ce qu'on lui demande, et raconte ainsi à l'interne qu'elle est de Mont-de-Marsan, qu'elle a quitté ses parents volontairement, etc. Ses réponses sont pourtant souvent à côté de la question.

Toute la journée du 19, elle reste dans son lit les genoux en l'air.

Pas de cris, pas de bruit. Prend des attitudes rêveuses. A l'air de tenir avec elle-même *une conversation intérieure*.

La journée du 20 est plus agitée. La malade reste dans son lit ou marche en chemise dans la salle, mais sans faire de bruit. Ne veut rien manger.

La nuit du 20 au 21 a été très agitée ; elle a crié à tel point qu'on a été obligé de la conduire aux cellules. Elle racontait des choses incompréhensibles, parmi lesquelles cette phrase revenait très souvent : « Porte-moi de l'argent » ; elle l'a répétée une fois pendant près d'une demi-heure et de plus en plus fort.

Elle a raconté, une fois guérie, avoir vu le diable sous forme d'un gros soufflement qui la brûlait ; un gros homme soufflait pour la faire mourir plus vite. C'est là du *délire onirique hallucinatoire.*

21 mars : Cellules, passe sa journée à chanter.

En même temps, commencent des attitudes bizarres.

Se tient toute la journée avec le bras et la jambe droite en l'air, couchée dans son lit.

Grimaces et contorsions de la face. Index gauche relevé.

Quand on lui parle, elle ne répond que oui et non par signes ou avec le doigt.

Le 22 : Reste absolument immobile, rigide, ne répond pas quand on lui parle, refuse de manger et est transférée à l'Isolement femmes.

II. Examen direct. — 22 mars : Nourrie à la sonde ; dans la nuit, se lève, chante, crie et tape contre les murs ; on est obligé de l'attacher.

23 mars : Reste dans son lit, tout à fait immobile, mais place toujours ses bras en l'air, tout droit.

Attitudes du bras sont parfois très raides ; le plus souvent on peut l'abaisser, mais elle le remet immédiatement dans la même position.

L'autre bras tombe du lit et elle le laisse si longtemps dans cette position qu'il devient violet.

Elle fait des *grimaces* de la bouche et de la face, ferme les yeux, surtout le droit, contracte un côté de la figure, pince les lèvres, gonfle les joues, écarte les lèvres en serrant les dents, plisse le front, etc.

Entre temps et quand on lui parle, elle a un peu l'air de *se moquer* des gens et ne répond que par de petits signes.

Quand on la lève, elle reste debout, dans l'*attitude donnée*, plantée comme un piquet.

Refuse de manger, gavage à la sonde.

Gâte sous elle pendant trois ou quatre jours. Constipée par la suite.

1er avril : Une amélioration se manifeste. Elle a toujours des grimaces de la face ; dans son lit prend toutes sortes de positions. Une bonne partie de la journée reste en opisthotonos.

2 avril : Se décide à parler un peu et à manger seule ; fait des grimaces, les mêmes, perpétuellement.

L'index gauche est toujours en l'air dans ses mouvements ; le médius de la même main replié par dessus le pouce.

L'index droit est plié par dessus le pouce. Plis du front ; contractures des muscles de la face surtout à droite.

Elle parle avec des contractures de la bouche, et des grimaces, les dents serrées, en avançant le maxillaire inférieur ; gonfle les joues, tourne la langue, etc.

Elle marche avec la jambe gauche raide, ne s'appuyant que sur le talon, le pied fléchi sur la jambe.

Couchée, garde les genoux en l'air.

8 avril : Chante et crie dans son lit. La position des genoux en l'air et les contorsions de la face sont ce qu'elles étaient il y a cinq ou six jours.

L'attitude des mains et des doigts a changé. La main droite est fermée, le pouce sous les autres doigts, et le bras droit étendu le long du corps.

La main gauche est en flexion, les doigts écartés et étendus, comprimant fortement le sein gauche.

La tête a tendance à rester inclinée sur l'épaule gauche.

Il est impossible de faire bouger la malade ; si on essaie, on voit qu'elle est fortement contracturée, et si on insiste, elle se met à crier de toutes ses forces.

PREMIER EXAMEN COMPLET DE LA MALADE. — 13 avril : Au point de vue des *grimaces, tics, attitudes stéréotypées*, l'état est à peu près le même : le plus souvent, qu'elle soit couchée ou debout, la malade est dans la position suivante :

OEil droit fermé ; œil gauche ouvert à demi.

Dents rapprochées avec un léger degré de contraction des masséters, des joues, des lèvres, du nez et même de la tête entière.

Mouvements fréquents sous forme de grimaces accompagnées parfois de *sourires* et rires paraissant ironiques.

Main gauche dressée à la hauteur de la tête, le pouce fléchi sur les trois derniers doigts, l'index dressé en l'air. Couchée, la main est dans la même position, l'avant-bras dressé, le bras reposant sur le plan du lit.

Le bras droit est le plus ordinairement allongé le long du corps, la main droite est entièrement fermée, le pouce passé sous l'index et ressortant entre l'index et le médius.

Pied : Les jambes affectent aussi des attitudes singulières ; le plus souvent, le pied droit est en flexion forcée, le gauche en extension, même dans le lit. Les genoux sont relevés. Dans la marche, ces attitudes sont conservées et lui impriment une allure singulière.

Ces attitudes varient et se modifient parfois, mais le plus souvent sont ce que nous venons d'indiquer ; elles persistent ainsi, depuis l'entrée de la malade dans le service ou tout au moins depuis sa sortie de *l'état quasi-cataleptique* général dans lequel elle se trouvait dans les deux ou trois premiers jours.

Pas de rigidité dans les membres ; ils peuvent se fléchir et s'étendre sans raideur aucune (presque *flexibilitas cirea*), *mais ne conservent pas la position imprimée,*

Lorsqu'on veut faire cesser de vive force, sans le consentement de la malade, les attitudes, on éprouve d'abord une très grande résistance. En lui ouvrant la main droite de force, on constate qu'au niveau de la paume de la main, entre le médius et l'annulaire et sous le pouce, il existe déjà comme une sorte de macération qui n'existe pas dans la main gauche, moins fortement contracturée du reste. Même état pour le pied.

La malade se livre parfois à des *actes* bizarres ; il est difficile de la toucher. Un peu *de négativisme.*

Elle *marmotte souvent toute seule* en remuant les lèvres et en riant toujours comme si elle se moquait.

Langage : Parole spéciale en raison de ce fait que la malade ne desserre pas les dents en parlant. Langage *maniéré,* comme ironique, décousu, à côté, sentencieux, cependant montrant que la malade comprend quand elle veut fixer son attention. En voici une courte sténographie :

D. Bonjour Marthe.

R. (Silence et grimaces).

D. Vous ne voulez pas me répondre ?

R. Bonjour Monsieur, on n'est pas sauvage, on connaît bien tout.

D. Vous êtes bien enrhumée ?

R. C'est très naturel chez moi ; peut-être pas chez vous, faut vous soigner.

D. Quel journal voulez-vous lire?

R. Moi je veux pas de journaux, c'est pour les hommes. Je veux des livres. D'abord, j'aime la prière.

D. Trouvez-vous votre potion agréable ?

R. (Pas de réponse).

D. Pourquoi ne voulez-vous pas répondre ?

R. *Je communique toujours.* Vous savez bien ce qui s'est passé cette nuit.

D. Pourquoi ne levez-vous pas le doigt comme l'autre jour.

R. Eh bien ! c'est que ça c'est né et que le doigt est né. Nous naissons tout le monde.

D. Comment allez-vous employer votre journée aujourd'hui ?

R. Faudrait que vous vous arrangiez à dire si je vous ai trompé et vous dois quelque chose, etc.

Ecriture en miroir ou ordinaire, suivant qu'elle écrit de la main gauche ou de la droite.

Inutile de la reproduire ici.

Dégénérescence : La malade ne paraît pas avoir de stigmates bien nets de dégénérescence.

Examen physique. — *Examen somatique :* Pouls à 84 petit; se précipitant sous l'influence des mouvements. Cœur ne présente rien d'anormal.

Appétit bon, plus de constipation.

La malade tousse; à l'auscultation, difficile, on constate de la grosse bronchite.

Règles : La malade n'est pas réglée depuis son entrée ici.

Eruptions suspectes en arrière, à la base du cou et à la naissance des épaules. Taches d'acné sur la poitrine. Odeur du corps forte et âcre. Etat de demi-maigreur. Poids : 50 kilogs.

Sensibilité : Hypo-anesthésie aux membres supérieurs, face et thorax. Quelques jours après, normale sur tout le corps.

Paraît conservée aux membres inférieurs et à l'abdomen.

Il paraît y avoir du retard dans la sensation de piqûre et de la persistance après la cessation de cette piqûre.

Réflexes : Cornéen normal.

Pupillaires à la lumière : faibles des deux côtés.

Pupillaires à l'accommodation : conservés.

Pas d'inégalité pupillaire.

Réflexe olécrânien normal.

Réflexe tricipital supérieur aboli.

Réflexe rotulien aboli.

Réflexe achilléen nul ; quelques jours après, normal.

Réflexe plantaire : pl. dig. conservé.

  »   pl. tib. conservé.

  »   pl. crur. presque nul.

Réflexe abdominal supérieur, normal.

  »   inférieur, presque nul.

Pas de trépidation épileptoïde du pied.

Réflexe pharyngien presque nul au début ; normal depuis quelques jours.

Urines : Quantité 1200 cc. en moyenne dans les vingt-quatre heures.

Urée diminuant progressivement de 35 grammes par litre le 1er avril, tombant à 17 grammes le 11 avril.

Légères traces d'albumine, intermittentes.

Réactions électriques : Excitabilité faradique des muscles et des nerfs explorés, conservée et normale.

Excitabilité galvanique normale, de sens voulu ; secousse brève.

Ponction lombaire: hyperleucocytose légère.

Examen de sang : (cet examen se trouve à la fin de l'observation).

Température : toujours normale.

Examen des crachats : crachats muco-purulents, contenant énormément de bacilles de Koch, surtout groupés par amas. Très peu d'autres microbes : quelques pneumocoques.

27 avril : L'état de la malade, tout en restant le même au fond,

tend cependant à se modifier, semble-t-il, dans le sens d'une plus grande lucidité, présence d'esprit.

L'attitude décrite précédemment et conservée depuis cette époque a légèrement varié (le doigt n'est plus en l'air).

La malade est plus docile, fait un peu de couture.

Etat de la face semblable.

Parle toute seule, *verbigération* et *stéréotypies de langage.*

Chante aussi souvent.

La bronchite va mieux. Toujours pas de menstruation.

D. Avez-vous lu la lettre de votre mari ?

R. Mon mari écrit à sa façon, moi j'écris à la mienne et vous vous écrivez à la vôtre.

13 mai : Elle est plus docile et on peut lui faire ouvrir les mains sans difficulté, mais elle les referme de suite après. Continue à maigrir.

Elle a voulu manger le contenu de son crachoir et est allée fouiller dans le seau aux ordures pour manger, quoiqu'elle ait refusé la nourriture.

2ᵉ EXAMEN DE LA MALADE. — 3 juin : *Les attitudes* sont profondément modifiées depuis le 30 mai. La malade est debout la plupart du temps ou s'occupe à coudre.

α. Face : Les deux yeux sont franchement ouverts et la malade regarde celui qui lui adresse la parole. Les mâchoires ont toujours tendance à se tenir un peu rapprochées, mais les masséters ne sont plus contractés; quelques grimaces en parlant.

β. Mains : Les mains ont perdu leurs attitudes et leurs contractures ainsi que les bras. La malade coud à la façon normale sans attitudes particulières.

γ. Pied : Le pied droit n'est plus en flexion et s'appuie normalement sur le sol.

Le pied gauche, par contre, est toujours en extension, même dans la marche.

Langage : La parole a toujours une intonation spéciale modifiée cependant par ce fait que la malade ne serre plus les dents. Le langage est très décousu, abondant, ironique.

Ecriture : En miroir de la main gauche.

13 juin : *Disparition des stéréotypies d'attitude.*

Seul le pied gauche est toujours en extension.

Quelques petites grimaces.

On note parfois, dans sa conversation ou dans ses actes, quelques sous-entendus d'une malice assez fine.

Mémoire paraît complètement revenue ; se souvient des faits frappants de sa vie. Pas d'amnésie lacunaire ou crépusculaire de l'accès.

Idéation : Paraît avoir constamment à l'esprit des idées de divorce, de mariage et de demande d'argent à son protecteur landais.

Écrits : Voici un spécimen d'une lettre qu'on lui fait écrire à son mari : « Je me décide à vouloir savoir donc enfin de vos nouvelles, surtout que j'ai appris que vous vous étiez inquiété dé savoir là où j'étais.

» Eh bien, je vous l'apprends, je suis à l'hôpital Saint-André ou voyez je ne puis vous oublier en pensant à la chaîne que vous me parliez que pour la rattacher. Cela serait très difficile. Je m'ennuie moins et donnez moi de plus en plus explication pour me dire si la chaîne est totalement cassée ».

Conversation : D. — Vous êtes toujours enrhumée ?

R. — C'est de nature chez moi, puisque mon père toussait tout le temps, etc.

Conversation très sensée.

Urines : Quantité, 1250 cc. environ. Densité faible.

Urée de quantité inconstante. Traces sensibles d'albumine. Leucocytes nombreux.

Examen somatique : Signes de tuberculose pulmonaire à droite ; pas encore de règles. Autres appareils normaux.

11 juillet : Très excitée depuis cinq à six jours. Insolente.

Ne veut plus retourner avec son mari ; caractère très changeant. L'intelligence et la mémoire s'éclairent de jour en jour.

Tousse toujours ; mange bien.

21 juillet : Marthe, très calme, désire maintenant revenir avec son mari.

13 août : Le mieux s'accentue au point de vue psychique.

Elle raisonne, cause et se souvient de façon parfaite.

L'état des poumons reste stationnaire ; toujours pas de règles.

26 août : Examen des crachats :

« Crachats muco-purulents. Enormément de bacilles de Koch (10 par champ en moyenne). Relativement peu de microbes d'association (surtout streptocoques).

31 août : Sur sa demande expresse, la malade est exéatée. Améliorée au point de vue psychique, stationnaire au point de vue physique.

Examen de sang de Marthe D..., pratiqué au laboratoire des cliniques de l'hôpital Saint-André.

13 juillet 1904 (près de la guérison) (Sabrazès).

Hémoglobine = 83 p. 100.

Globules rouges = 4.277.400 par millimètre cube.

Globules blancs = 10.520   »

Plaquettes sanguines = 263.000   »

Variétés des globules blancs :

Leucocytes polynucléaires neutrophiles	74	p. 100, soit 7.784 par mm³.	
Grands mononucléés.	9,6	»	1.007 »
Lymphocytes.	13,8	»	1.451 »
Eosinophiles	1,8	»	189 »
Formes de transition	0,8	»	84 »

Coagulation du sang (procédé Sabrazès) : 11 minutes et demie.

Pas d'iodophilie.

Quelques polychromatiques ; quelques formes de globules en pessaire.

Pas d'hématies à granulations basophiles.

Pas de globules rouges nucléés.

Anisocytose.

Considération sur cet examen de sang (Sabrazès et Laurès).

Retard dans la coagulation du sang.

Anémie légère, mais nette.

Valeur globulaire un peu au-dessous de la normale.

Leucocytose légère.

Polynucléose neutrophile légère.

Cet examen cadre avec l'idée d'auto-intoxication, peut-être avec insuffisance hépatique (retard dans la coagulation).

OBSERVATION XIII

In thèse MASSELON (1) (extraits succincts).

Démence précoce. Début par un délire hallucinatoire à l'âge de 29 ans. Troubles mentaux légers antérieurs. Etat d'affaiblissement intellectuel. Conceptions absurdes. Apathie.

Mme B..., sans profession, 33 ans.

. . . .

Mariée à l'âge de 17 ans, elle a deux couches extrêmement pénibles, dont l'une se complique même d'une intoxication par le sublimé.

. . . .

En 1898, son état nécessite son internement à la maison de santé de Ville-Evrard.

Elle présente à son entrée une violente agitation, déterminée par un délire hallucinatoire mystique.

Ces hallucinations embrassent toute la sphère sensorielle : elles cèdent peu à peu, laissant après elles un état très marqué de confusion, de désorientation.

. . . .

Elle sort à la fin de l'année 1898, présentant encore un certain degré de confusion, incapable de distinguer le vrai du faux, de rectifier les erreurs de ses sens et de son jugement.

. . . .

Deux mois après sa sortie, à l'époque de ses règles, les hallucinations reparaissent. On la place dans une maison de santé dans le Midi, où elle reste environ six mois. Elle en sort toujours confuse, d'humeur très mobile, riant et pleurant sans motif apparent.

. . . .

Son état devient de plus en plus sérieux, et, petit à petit, la démence précoce s'établit.

---

(1) Masselon, *Psychologie des déments précoces*, thèse Paris, 1902, observation II.

Elle entre à Ville-Evrard le 6 décembre 1900.

Tout de suite sa démence est profonde : il n'y a qu'un lien très lâche entre ses idées : elles ne sont plus reliées que par des analogies très éloignées.

D'ailleurs, au cours d'une période de légère excitation pendant laquelle la malade est tourmentée, inquiète, éclate sans cesse en sanglots, cette incohérence augmente.

OBSERVATION XIV

In thèse MASSELON, obs. V (extraits succincts).

Démence précoce, forme hébéphrénique. Début à l'âge de 16 ans. Etat d'inattention. Tics du langage.

M. W..., 27 ans, sans profession.

Avant sa maladie, ce jeune homme était un travailleur, toujours l'un des premiers de sa classe.

Intelligent, affectueux.

A 16 ans, alors qu'il préparait son baccalauréat, on trouve noté dans les certificats faits à cette époque un état de confusion mentale extrême avec inattention, à la suite duquel l'affaiblissement intellectuel semble aller en croissant.

Il rentre à Ville-Evrard en 1893.

OBSERVATION XV (résumée).

Due à l'obligeance de M. le professeur RÉGIS.

Démence précoce paranoïde.

Mlle X....

Les antécédents personnels ou héréditaires de cette jeune fille sont peu marqués; on y trouve une trace très nette de la tuberculose, mais pas d'aliénation mentale ou de maladies nerveuses.

Bien portante dans son enfance, sa puberté est marquée par des manifestations névropathiques très nettes. Sans consister en troubles nettement hystériques, ces manifestations ont le caractère hystéro-neurasthénique.

A la suite de ce mode d'invasion de la maladie, s'établit un accès de délire hallucinatoire aigu, très net, ne laissant de doute ni sur sa présence ni sur sa nature.

Cette phase aiguë disparaît toutefois assez rapidement, laissant la place à une période chronique qui s'établit lentement et que l'on a pu observer au moins huit mois sans interruption.

Au milieu de la confusion, fondement de son état, existe un délire paranoïde, faussement systématisé.

Ce délire a deux faces :

1° Des idées hypocondriaques : Il existe à leur base une idée fixe post-onirique : idée qu'elle est rongée par des vers affectionnant une partie déterminée de son corps. Elle fait un dessin de ces prétendus parasites.

Elle croit également qu'on change son corps entier ou diverses parties de son corps par substitution de parties similaires du corps des autres.

2° Idées érotiques : La malade est très hallucinée : hallucinations visuelles génitales la nuit; le jour, auditives ou cénesthésiques.

Impulsions, conséquence du délire et des hallucinations; frappe les personnes de son entourage.

Confuse, obtuse, mais pas démente.

Rit seule, vit en elle-même, sans grimaces, sans tics, tout au moins stéréotypés et sans attitudes catatoniques.

État physique meilleur; mange et dort bien.

Très bien menstruée, après l'avoir été fort mal.

Au bout de huit mois d'observation, l'état de la malade persistant, elle est placée dans une maison de santé.

CHAPITRE TROISIÈME

THÉORIE DE LA PARENTÉ DE LA CONFUSION MENTALE CHRO-
NIQUE ET DE LA DÉMENCE PRÉCOCE (EXPOSÉ SOMMAIRE).

§ 1. Démence précoce accidentelle. — § 2. Démence précoce constitutionnelle. —
§ 3. Schéma de cette conception.

§ 1 et 2. Démences précoces accidentelles et constitutionnelles.

Nous avons souvent, au cours de ce travail, parlé de démence
précoce accidentelle et de démence précoce constitutionnelle
sans dire au juste ce que nous entendions exactement par ces
termes.

Nous ne saurions mieux faire, pour nous expliquer clairement,
que d'exposer les idées de la Clinique psychiâtrique de Bordeaux, au sujet de la démence précoce.

Bien entendu, nous ne leur donnerons pas tous les dévelop-
pements qu'elles comporteraient, estimant nous être suffisamment étendu dans le cours de notre travail sur leur démons-
tration.

S'occupant de la démence précoce depuis 1899, date de l'apparition de la 6ᵉ édition de Kræpelin, jusqu'à nos jours, notre
Maître, M. le professeur Régis (1), a été amené aux notions suivantes :

« On peut distinguer (2) deux types essentiellement différents :

---

(1) Régis, Psychoses de la puberté. Discussion au Congrès de Paris, 1900.
(2) Régis, Communication au Congrès de Pau. Discussion du rapport de Deny sur
les démences vésaniques, août 1904.

» 1° Un premier type est celui de jeunes sujets, plus ou moins tarés antérieurement, qui, après certaines promesses intellectuelles, s'arrêtent d'abord, puis déclinent à l'occasion et sous l'influence auto-toxique du processus pubéral.

» Arrêt d'évolution, déclin rapide et définitif sous des formes cliniques diverses, telles sont les deux étapes caractéristiques de cette faillite cérébrale de l'adolescence, à laquelle revient légitimement le nom de démence précoce.

» Ce type comprend un certain nombre de cas des trois formes de démence précoce de Kræpelin, et en particulier des cas de la forme hébéphrénique; il est surtout constitutionnel.

» 2° Le second type est tout différent. Ici, avec ou sans prédispositions antérieures, le processus pathologique débute par un accès de confusion mentale aiguë, toxique ou infectieuse. Au cours ou à la suite de cet accès aigu se produisent des phénomènes de stupeur avec l'ensemble des symptômes caractéristiques de la catatonie.

» Tout cela se termine souvent par la guérison complète sans déficit mental. Ce n'est que dans les cas où l'incurabilité survient que les malades tombent à la longue dans la démence. Ce processus pathologique est avant tout accidentel.

» Il existe pour ainsi dire trois stades successifs :

» Un premier stade, stade aigu, qui n'est autre qu'un accès ordinaire de confusion mentale, essentiellement curable par conséquent; un second stade, stade de transition, dans lequel la confusion mentale aiguë, qui prend des caractères spéciaux, tend vers la chronicité tout en restant encore curable (confusion mentale chronique); un troisième stade enfin, stade d'incurabilité et de démence. C'est en somme une évolution comparable à l'évolution des autres psychoses généralisées aiguës, manie et mélancolie ». —

La démence précoce vraie ou constitutionnelle est faite à la fois et successivement d'arrêt et d'affaiblissement intellectuel, de dégénérescence et de démence : c'est la démence précoce de Morel; c'est là probablement une démence primaire.

Le syndrome catatonique peut y exister et caractériser une de ses formes; de même, le délire paranoïde; mais sa vraie forme est la forme hébéphrénique.

La terminaison est la même, c'est la démence véritable. Nous conserverons donc à cette démence précoce constitutionnelle le titre de démence précoce, toutes restrictions faites sur son exactitude, et en mettant bien en relief que le sujet n'est pas forcément dégénéré, mais simplement plus ou moins taré antérieurement.

La démence précoce accidentelle débute par un accès de confusion mentale aiguë, suivi d'une phase chronique qui n'est autre que de la confusion mentale chronique avec ou sans catatonie, délirante ou non. Tout cela n'est pas de la démence. La vraie démence fait suite à l'état chronique. Si, par suite, on retranche de cette affection ce qui appartient à la confusion mentale, il ne reste que la démence terminale qui est semblable à celle de la démence précoce constitutionnelle, et qui constitue le point d'arrivée commun de deux voies différentes. —

De ce fait, et ce sera là notre formule de restriction, de même que toute confusion mentale chronique n'est pas une démence précoce, de même toute démence précoce n'est pas une confusion mentale chronique.

Nous allons donner une observation de démence précoce constitutionnelle qui s'opposera ainsi à celles que nous avons citées précédemment et qui étaient avant tout accidentelles. Ce sera l'observation XVI.

L'observation XVII que nous publierons à la suite est celle d'un dégénéré qui a eu de la confusion mentale avec tendance à la chronicité. Il a guéri; mais un tel malade devenu confus mental chronique aurait été classé dans la catégorie des déments précoces, par suite des symptômes catatoniques et autres présentés par lui à la phase aiguë. Ce dégénéré serait donc devenu dément précoce par la voie accidentelle. C'est là notre seconde restriction : un dégénéré peut devenir dément précoce par un accès de confusion mentale aiguë.

OBSERVATION XVI

(Dr DUSSON, de Captieux) (Gironde).

Clinique psychiâtrique de Bordeaux. Service de M. le professeur RÉGIS.

Dégénérescence. — Démence précoce.

Gabriel M.., 22 ans, sans profession.

Entré le 17 mai 1905. Service de l'Isolement, hommes.

Sorti le 5 août 1905. Etat stationnaire.

ANTÉCÉDENTS HÉRÉDITAIRES : *Côté maternel :* Mère, 42 ans, tempéra-ment nerveux, sujette à la migraine ; tousse tous les matins depuis l'âge de 20 ans ; un peu d'emphysème et de bronchite chronique ; pas de tuberculose ; mariée à 21 ans.

1er enfant à 22 ans : le malade.

2e enfant à 23 ans et demi : une fille bien portante et normale.

3e enfant à 38 ans : fausse couche à trois mois, due peut-être à des douches intempestives.

Grand-père maternel, rien à noter ; rhumatisant.

Grand'mère maternelle morte sans doute tuberculeuse.

Côté paternel : Père, 45 ans, bonne santé ; était rhumatisant au moment du mariage ; un peu d'alcoolisme.

Grand-père paternel très bien portant ; a 82 ans ; a toujours bu du vin pur et un peu d'eau-de-vie une fois par jour.

Grand'mère paternelle, 73 ans, bonne santé, mais migraineuse.

Deux oncles du côté paternel originaux, l'un surtout, mais intelligents, célibataires, vivant ensemble, sans rapports avec le monde extérieur.

Grand-oncle paternel mort aliéné à la suite d'un coup de bâton.

Cousin paternel épileptique.

ANTÉCÉDENTS PERSONNELS :

Conception : Le père et la mère étaient en bonne santé et n'avaient pas de soucis.

Grossesse normale, mais accouchement prématuré à huit mois, à la suite d'un effort.

1re enfance : Né viable, le 25 août 1882, non asphyxié, quoique la tête soit restée deux heures sur le plancher du bassin.

Nourri par la mère jusqu'à douze mois. Cependant, au bout de cinq à six mois, le lait maternel étant insuffisant, on lui a donné du lait bouilli, des bouillies et des jaunes d'œufs.

Dentition assez facile, sans accidents ; très bonne santé d'ailleurs.

Caractère acariâtre, aimait exclusivement son père et n'obéissait qu'à lui ; turbulent, tracassier, touche à tout, stoïque devant la douleur qu'il semblait ne pas éprouver. Aptitudes précoces pour les exercices physiques. A été long pour apprendre à lire.

2e enfance : Mis au collège à 10 ans et demi en qualité de pensionnaire, il y reste un an sans y faire de grands progrès.

Le jour de la sortie, il est pris d'un malaise et s'alite pendant soixante jours. Le médecin porte le diagnostic de péritonite, sans y ajouter l'épithète « tuberculeuse » — à noter toutefois que le début n'a pas été brusque et ne s'est pas accompagné de vomissements ; la phase aiguë aurait duré trois semaines.

Après cette maladie, le pensionnat ayant été déconseillé par le médecin, l'enfant suit comme externe les cours de l'enseignement secondaire moderne pendant deux ans.

Santé très bonne pendant ce temps.

Facultés intellectuelles peu développées : mémoire lente, difficulté pour comprendre, paresse. Son père lui faisait apprendre ses leçons chaque soir, et de cette façon il les savait assez bien. Il n'avait de goût que pour la musique où il réussissait assez bien.

Caractère froid, un peu sournois, se vengeait par derrière, mais sans méchanceté, n'était pas détesté de ses camarades. Son principal objectif était la nourriture, qui n'était jamais à son goût. Aptitudes manifestes pour les exercices physiques. Sentiment religieux très marqué.

Puberté : Pas de renseignements précis. Taches dans le lit et dans le linge de jour remarquées par les parents à 17 ans, et devenues bien moins fréquentes à la suite d'une observation.

Adolescence : A treize ans, l'enfant est mis au séminaire pour se faire prêtre. Bonnes notes dès le début, mais pas de succès, à part un prix de thème latin en sixième. Il se place ensuite d'une façon définitive à la queue de la classe. Il conserve ses aptitudes pour la musique, et quoique ne touchant pas le piano toute l'année, il était pendant les vacances, aussi fort que sa sœur qui prenait des leçons.

Pendant les cinq années de son séjour au séminaire, ses parents, qui le voient souvent, ne remarquent rien de bien particulier.

Un de ses camarades rapporte qu'il était original, avait la marotte de faire parade de sa force physique, et qu'on exploitait sa petite manie.

A dix-huit ans, il est rendu à ses parents sous prétexte qu'il est incapable de faire des études et d'arriver jamais à la prêtrise, qu'il est original et naïf et qu'il est un sujet de moquerie pour les autres élèves.

C'est surtout à partir de cette époque que l'état anormal s'est manifesté aux parents. Le jeune homme ne dit rien de la décision prise, mais se prend à bouder. Un de ses oncles lui ayant posé des questions au sujet de son attitude, il répond : « On ne veut pas que je me fasse prêtre, je ne ferai rien ». Depuis, il est devenu de plus en plus taciturne, et les observations aigres-douces de sa mère semblent n'avoir fait que l'aggraver. C'est en vain qu'on lui fait suivre des cours pour préparer le concours des contributions indirectes, il ne s'intéresse à rien. Aucune distraction ne paraît lui plaire, sauf la promenade, et il ne s'amuse qu'avec les petits enfants.

A 19 ans, il se retire chez lui, où sa mère lui fait faire encore pendant six mois quelques travaux intellectuels.

Puis il lasse la patience de ses parents qui le laissent se plonger dans son mutisme et son apathie.

Nous sommes alors en octobre 1902.

A partir de ce moment, la dépression intellectuelle du jeune homme s'accentue de jour en jour.

Au mois de février 1903, sur les conseils du Dr Régis, il commence le traitement thyroïdien, et prend successivement trois boîtes aux doses respectives de : Une pastille par jour pour la première boîte ; une et demie par jour pour la deuxième boîte ; deux par jour pour la troisième boîte.

La première boîte avait paru lui faire du bien, à ce que dit le père, mais les suivantes n'ont pas produit grand effet.

EXAMEN DIRECT : (1er mai 1903).

Physique : Jeune homme de vingt ans, taille moyenne; de constitution vigoureuse, admirablement musclé.

La forme du crâne est régulière.

La face présente une asymétrie bien marquée.

Le côté droit de la face est notablement plus volumineux que le gauche. Le maxillaire inférieur droit présente en son milieu une tuméfaction du volume d'une amande.

Le front est un peu petit. Les oreilles sont normales; lobule adhérent. La voûte palatine présente une déformation ogivale.

L'arrière cavité des fosses nasales est étroite. La respiration nasale se fait mal, et le jeune homme ronfle la nuit, malgré l'ablation de la troisième amygdale qui lui a été faite pendant sa seconde enfance.

Les dents sont irrégulières et mal formées; elles ont un aspect grisâtre rappelant les dents d'hérédo-syphilis.

Les autres appareils sont sains et normaux.

Les membres sont bien formés, les muscles assez volumineux, mais ils n'ont pas la tonicité qu'on devrait trouver chez un sujet de vingt-deux ans. Sensibilité et réflexes normaux.

La région génitale présente des poils d'une façon à peu près normale. La verge paraît normale. Le malade n'a qu'un seul testicule, le gauche, qui paraît même un peu petit. L'autre testicule n'est pas descendu dans le scrotum, on le sent sous le doigt dans le canal inguinal.

Examen psychique : Le jeune homme est plongé dans une torpeur cérébrale qui rend difficile l'analyse psychologique. Si on le laissait faire, il resterait du matin au soir assis sur une chaise, les jambes symétriquement placées, les mains reposant en pronation sur les cuisses, la tête demi-fléchie, les yeux baissés, le visage impassible; couché le soir dans le décubitus dorsal, les mains croisées sur la poitrine, il se retrouve le lendemain dans la même position, qu'il soit réveillé ou non.

Il garde le mutisme le plus absolu. Si on l'interroge, il répond par « oui » ou par « non », suivis des termes mêmes de la question posée, ou par « je ne sais pas », et toujours recto tono, sans aucune inflexion de voix. C'est en vain qu'on s'efforcerait de trouver une raison à cette attitude du malade : on ne découvre chez lui ni idée fixe, ni chagrin concentré, ni véritable entêtement. C'est une sorte de sommeil psychique. Les sens ont bien conservé leur finesse, mais les perceptions dont ils sont le siège n'ont aucun écho, ou un écho cérébral très affaibli. Il faut, pour provoquer son attention, une excitation vive et répétée, qui n'est d'ailleurs efficace qu'un instant.

Pénétrons plus avant dans l'étude psychologique de notre sujet. G... M... n'est pas un illettré. Il a même des connaissances plus étendues que ne le ferait supposer l'état actuel de ses facultés. Il a des notions de latin et de grec, d'histoire et de géographie. Il connaît les quatre règles, sait l'arithmétique et un peu de système métrique; l'orthographe est assez bonne. Mais son esprit paraît incapable de nouvelles acquisitions, et l'on est forcé d'admettre chez lui un processus d'involution, conclusion qui semble confirmée par ce fait que les souvenirs anciens sont mieux conservés que les souvenirs récents. Les uns comme les autres reviennent dans le champ de la conscience d'une façon imprévue, désordonnée, par simple association d'idées, et comme dans un rêve. Leur rappel a lieu, non point sous l'influence de l'attention volontaire très affaiblie, mais à l'occasion d'une sensation quelconque.

« D. A quoi pensez-vous? lui demande-t-on.

R. Je ne sais pas.

D. Comment, vous ne savez pas? vous pensez bien à quelque chose?

R. Je ne sais pas si je pense à quelque chose, ou bien si je ne pense à rien.

D. Allons! répondez donc simplement. A quoi pensiez-vous quand je vous ai adressé la parole?

R. Je pense que vous me parlez.

D. Oui, sans doute, mais tout à l'heure? (il regarde l'heure).

R. Je pense qu'il est deux heures au cadran ou bien à l'horloge. Je ne sais pas si c'est un cadran ou une horloge. Cela me fait penser à l'horloge du petit séminaire ».

Il en est de même dans ses lettres :

« Cher père,

C'est aujourd'hui la fête des saintes reliques. Ce soir il y aura une procession. Elle a lieu au cimetière. Cela me fait penser que j'ai été à l'enterrement de Bordeaux où j'ai suivi les personnes, et je me suis arrêté, pour voir le cercueil que les hommes mettaient dans la terre, etc. ». Suit le récit de son retour de l'enterrement.

Cette façon de penser par simple association se retrouve dans l'abus qu'il fait des synonymes, des périphrases et des homonymes.

On sait qu'il est incapable d'arrêter son esprit sur une idée ou une image et de refouler hors du champ de la conscience celles qu'il ne conviendrait pas de retenir. Les images se déroulent librement devant les yeux de son esprit, qui, impassiblement, les regarde défiler.

Quelquefois cependant un souvenir risible, en passant, provoque un éclat de rire aussi fugitif que lui-même. Inutile de demander la cause de cette gaieté subite. Le malade l'a déjà oubliée. Si, toutefois, vous arrivez par tâtonnement à la deviner, il la reconnaîtra, et un éclat de rire aussi fugitif que le premier viendra vous montrer que vous avez évoqué vous-même le souvenir risible.

C'est encore à la faiblesse de l'attention volontaire qu'est imputable la difficulté qu'éprouve G. M... à comprendre, juger, raisonner. Il n'est pas totalement incapable de ces opérations intellectuelles, mais il faut, pour les lui faire produire, donner le branle à son activité cérébrale à l'aide d'une vigoureuse excitation. Encore n'ont-elles qu'une très courte durée, au delà de laquelle son esprit, comme fatigué de l'effort consenti, s'affaisse et demeure complètement impuissant. A ce moment là, le malade a le regard vague, l'air hébété; il semble ne pas entendre les questions posées. Si on le presse de répondre, il déclare qu'il ne comprend pas ou dit : « Je comprends que vous me parlez de... »; suit le dernier mot de la phrase qu'on lui a adressée.

Inutile de dire que son imagination est très pauvre. Il possède toutefois des dispositions musicales assez marquées.

Quant aux inclinations, il n'en manifeste aucune et paraît complètement indifférent à tout. Il n'aime ni ne hait personne, pas même ses parents. Il semble ignorer ce que c'est que l'émotion.

Il ne s'intéresse à rien, sauf aux exercices religieux, encore cet intérêt n'est-il pas raisonné; il n'est que le résultat d'habitudes contractées au séminaire.

G. M... n'est susceptible ni de joie ni de tristesse.

Il ne connaît pas la peur, et ne s'impressionne pas devant le danger; il traverse un ruisseau sur un tronc d'arbre aussi tranquillement que sur un pont.

Incapable de réaction, il ne témoigne ni reconnaissance, ni rancune, ni colère.

On peut le taquiner, l'insulter, le tracasser, le bousculer, sans troubler sa sérénité. C'est, en un mot, l'apathie la plus complète.

Les actes sont évidemment en rapport avec la mentalité du sujet. Sans volonté pour commander à son énergie, il obéit à n'importe quelle impulsion, jusqu'à ce que la fatigue, l'oubli, un obstacle ou une autre impulsion viennent modifier son état de mouvement ou de repos.

Il s'inquiète peu de savoir qui lui a donné un ordre, et obéit toujours au dernier qu'il a reçu.

Sa suggestibilité a cependant des limites, et s'il obéit à de tout petits enfants avec qui il s'amuse, il refuse de faire ce qu'il considère comme mal.

Parfois même, on dirait qu'il s'obstine véritablement à ne pas répondre aux questions qu'on lui pose sur ce qu'il vient de faire, ou sur les motifs qui l'ont fait agir. Cette obstination n'est peut-être qu'apparente, et ce qu'on prendrait aisément pour un refus de répondre pourrait bien n'être qu'une impossibilité due à l'oubli.

Le véritable négativisme n'existe pas chez lui.

Les actes habituels s'accomplissent avec une sorte d'automatisme.

Il mange ce qu'on lui sert, tout ce qu'on lui sert, mais ne demande jamais rien ; il porte à la bouche sans discernement tout ce qui touche à sa fourchette. Il ne boit que si on lui offre à boire.

Sur les routes, en promenade, il marche les yeux fixés à quelques mètres devant lui, et, cependant, pose les pieds n'importe où, comme s'il ne voyait pas les flaques d'eau ou les ornières.

Si on l'envoie quelque part, il dépasse presque toujours le but, et il faut l'arrêter et le diriger.

Ayant demandé un jour d'aller se confesser, il se rend à l'église et va directement s'agenouiller dans un confessionnal, sans avertir ni faire avertir le prêtre.

En résumé, ce qui caractérise le jeune G... M..., c'est l'apathie physique et psychique, la faiblesse de l'attention volontaire, la suggestibilité, l'automatisme, l'indifférence émotionnelle, et, en particulier, l'absence des sentiments affectifs.

ÉVOLUTION ET TRAITEMENT. — L'absence totale de mobile susceptible d'exciter le malade constitue une énorme difficulté. Il faudra d'une part essayer de réveiller l'activité générale à l'aide de la thyroïdine, d'autre part, en lui créant des habitudes quotidiennes, il faudra mettre à profit chez le malade son automatisme pour arriver à en obtenir les apparences d'une activité spontanée.

Premiè e période : Psychothérapie seule. — Le malade est muni, du matin au soir, d'un mentor qui ne le quitte jamais et le maintient constamment en activité. L'emploi de tous les jours se ressemble. Les actes simples s'accomplissent sous l'influence de la seule persuasion ou d'un commandement plus ou moins énergique. Les actes plus complexes sont décomposés par le malade à haute voix au fur et à mesure de leur exécution.

Pour évaluer la durée de certains cas particuliers, il compte jusqu'à un nombre donné. Il doit faire telle action comme telle personne, et telle autre action comme telle autre personne.

Au bout d'un certain temps, l'habitude suppléant l'intelligence, et l'automatisme remplaçant dans une certaine mesure l'activité cérébrale, le jeune homme se lève, fait sa toilette, descend déjeûner, etc. Malheureusement, la gymnastique de l'esprit ne donne que des résultats médiocres et presque nuls. On sent que c'est la base même qui manque : l'activité.

L'imitation d'un modèle donné a favorisé chez lui le développement de l'échopraxie et de l'échomimie.

Deuxième période : Thyroïdine et psychothérapie. — A partir du mois d'août 1903, G... M... est soumis, concurremment avec la douche tonique, à la psychothérapie et au traitement thyroïdien.

L'intensité en est progressivement graduée, le malade prenant successivement des doses de 0,10 centigr., 0,20, 0,30 centigr., etc..., jusqu'à 0,60 centigr., par jour. Chaque boîte est suivie d'une interruption de huit jours. L'effet produit par la thyroïdine semble être la production d'une suractivité fonctionnelle.

Le malade marche plus vite, a les mouvements plus rapides, répond plus facilement aux questions qu'on lui pose. Son regard devient plus brillant. Malheureusement cette suractivité disparaît brusquement dès qu'on cesse l'administration du médicament, et l'on assiste pendant chaque interruption à une dépression rappelant l'affaissement d'un organisme fatigué par un violent effort. Le jeune homme maigrit beaucoup, est très fatigué; tous ces phénomènes disparaissent après quelques jours de repos, pour reparaître dès que le jeune homme a ingéré une dizaine de pastilles.

Au bout de cinq mois de traitement, le résultat, pris dans son ensemble, est médiocre. Chaque période amène bien une sorte d'amélioration, mais le bénéfice est vite perdu.

Pendant les cinq mois, et comme à la faveur de l'excitation produite par la thyroïdine, on voit se développer une tendance à la verbigération.

Il présente une légère obstination à ne pas obéir, à l'occasion de certains actes, mais, en général, la suggestibilité l'emporte sur le négativisme.

Troisième période : Suppression du traitement. — Nous sommes au mois de janvier 1904. Le malade, paraissant très fatigué par l'usage de la thyroïdine, est laissé au repos. On se contente de l'aider à accomplir les actes ordinaires de sa vie quotidienne, et, au bout de quelques jours, son état commence à empirer d'une façon évidente, et la déchéance à s'accentuer rapidement.

G. M... a l'air plus égaré et a des impulsions subites.

Il commet des actes extravagants, sans but apparent. Un jour, il renverse dans sa chambre l'eau de son pot-à-eau; une autre fois, c'est son lit qu'il roule au milieu de la nuit, et dont il arrache les draps.

Il marche d'une façon bizarre, tantôt comme quelqu'un qui arpente, tantôt au contraire à tout petits pas. Puis il se met à faire des grimaces de toutes sortes. Enfin il exécute toute une série de mouvements et d'actes qui semblent être en rapport avec une étude que le jeune homme ferait de lui-même et de tout ce qui lui sert. C'est ainsi qu'il se tâte successivement les parties du corps symétriquement placées; il fouille toutes ses poches les unes après les autres, lève son col de vêtement pour le rabaisser aussitôt, se regarde la poitrine, les jambes, cherche à se voir le dos, projette ses lèvres en avant et les tire au besoin pour les apercevoir. Si on ne l'arrêtait, il répèterait indéfiniment la série de ces mouvements. Il se mire dans tout ce qui luit : les glaces, les vitres, les meubles vernis, l'argenterie.

À table, il regarde le dessous de son verre ou de son assiette.

Parfois, il regarde fixement en l'air. Parfois aussi il esquisse un sourire qui reste stéréotypé sur son visage. Son intelligence s'affaiblit rapidement ; il devient difficile de se faire comprendre de lui. Il n'est pas possible de le faire écrire à ses parents. Il trace ses lettres d'une façon grotesque. Echographie.

Quatrième période : Médication reconstituante. — Après un mois et demi d'observation, G. M... est soumis à un traitement arsénio-phosphoré.

Il prend tous les jours, per os, du glycérophosphate de chaux et absorbe en injections hypodermiques 5 centigrammes de lécithine chaque jour. Sous l'influence de cette médication, l'état général se relève un peu.

Les excentricités diminuent. La pensée semble un peu moins fugace ; la conversation devient un peu plus facile et les lettres moins grotesques. Mais les progrès sont très lents.

L'histogénol est alors essayé en injections hypodermiques.

Deux séries de douze piqûres amènent un résultat un peu supérieur à celui de la lécithine. Malheureusement la marche en avant ne se dessine pas d'une façon manifeste, et le jeune homme revient dans sa famille le 15 mai 1904.

17 mai 1904 : Le malade, sortant de l'établissement du Dr Dusson, à Captieux (Gironde), où il se trouvait, entre au service de l'Isolement hommes.

Son état mental reste le même, et il est rendu le 5 août 1904 à sa famille, sans amélioration bien notable.

OBSERVATION XVII (personnelle).

Clinique psychiâtrique de Bordeaux. Service de M. le professeur RÉGIS.

Dégénéré moyen. — Confusion mentale aiguë ; tendance à la chronicité. — Catatonie.

Charles L..., 16 ans, apprenti fondeur.

Entré le 20 février 1906, service de l'Isolement hommes.

Sorti le 10 avril 1906. Repris par sa famille ; guérison.

I. COMMÉMORATIFS. — 1º *Antécédents de la famille* : Père mort à 58 ans ; pas de tempérament robuste, décédé de congestion pulmonaire en huit jours. Syphilis peu probable ; tuberculose plus certaine. Aurait été très sobre.

Mère, 57 ans, bien portante, mais peu forte.

A eu sept enfants :

1º Un garçon mort à l'âge de 8 ans de mal de Pott sous-occipital très probablement, toujours chétif.

2º Un garçon mort-né, accouché à terme.

3º Une fille de 20 ans, très bien au point de vue plastique ; bien portante. Tuberculose ganglionnaire dans la seconde enfance.

4º Deux jumelles, ayant vécu vingt jours, non venues à terme, mortes de faiblesse de constitution.

5º Le malade.

6º Un garçon âgé de 14 ans. Bronchite tous les hivers ; intelligence normale, un peu myope.

Grands-parents maternels ou paternels, peu robustes de constitution, mais tous morts cependant à des âges avancés.

Une tante maternelle est devenue sourde et muette à 4 ans, à la suite de convulsions, mais il n'est pas prouvé qu'elle ne le fût de naissance. Morte à 29 ans, on ne sait de quelle affection.

Rien autre de particulier dans les antécédents, où l'on doit relever surtout une tuberculose non douteuse.

2º *Antécédents du malade :* Venu à terme, accouché après une double application de forceps. Enfant énorme, grosse tête, présentant toutes les difformités qu'on lui trouve actuellement.

A marché à dix-huit mois, a parlé à 5 ou 6 ans.

Nourri au biberon jusqu'à 2 ans, on ne pouvait l'habituer à manger. Surdité déjà accusée.

Il est allé à l'école à l'âge de 8 ans, a assez bien appris, était très studieux. Sait un peu compter, un peu écrire, lire.

Mais ses progrès ne furent pas très brillants.

Il y est resté jusqu'à 13 ans ; il avait peu de camarades, les craignait et ne s'amusait pas avec eux.

A 13 ans, on le met en apprentissage dans une fonderie.

Dès les premiers jours, son patron s'aperçut qu'il avait affaire à un arriéré, qu'il n'apprendrait rien.

On commençait à l'atelier à lui faire beaucoup de niches. Ces taquineries le mettaient en fureur, et il aurait pris n'importe quel outil pour se défendre.

On le laissait peu sortir ; pas de dépravation morale. Se masturbait fréquemment, ce qu'il fait encore actuellement.

Il aurait bu si on l'avait laissé faire ; fumait très peu.

Etant jeune, montrait assez peu d'affection pour sa famille. Se disputait fréquemment avec le plus jeune de ses frères, dont il était jaloux, et l'aurait même battu.

A beaucoup grandi ces derniers temps.

3° *Histoire de la maladie :* Le 8 février 1906, un ouvrier lui ayant jeté du sable dessus pendant qu'il mangeait, il l'a poursuivi avec un outil piquant et l'a blessé très légèrement, puisque cet ouvrier a pu reprendre de suite son travail.

Le jeune L... a cru au contraire l'avoir blessé grièvement, et est resté tout hébété de son acte. Si on l'écoute même, il dit qu'un agent de police est venu constater le délit et faire un rapport, mais le patron de l'atelier a affirmé catégoriquement que ce détail était faux.

Toujours est-il que le jeune L... est rentré très apeuré chez lui, les yeux hagards, l'air plus hébété que d'ordinaire. Il a peu dîné, s'est couché avec un peu de fièvre, et s'est réveillé subitement dans la nuit, à une heure du matin en criant : « à l'assassin ! » Sa mère a trouvé son enfant effrayé, les yeux grands ouverts, fixant dans le vide ; il n'a pas fait attention à elle, criant à plusieurs reprises : « il est là, il est là ! »

Le lendemain matin, 9 février, il s'est levé à 5 heures comme d'ordinaire, a vite couru à la porte du jardin vérifier si elle était bien fermée. Un peu rassuré, il est aller manger, mais sans quitter la porte de l'œil. Sa mère l'ayant questionné, il a répondu la voix troublée : « L'agent, il est là, lui ! »

Le soir, au moment de se mettre à table, il a eu peur d'une lumière qu'il voyait à travers la porte et qui était la lumière des voisins.

Le lendemain matin, 10 février, il répétait sans cesse : « Il est là ! »

Cet état panophobique a duré jusqu'au samedi 17 février, jour où on l'a accompagné à l'hôpital Saint-André, mais il a eu dans cet intervalle des crises paroxystiques.

C'est ainsi que le samedi 10 février il n'a pu fermer les yeux de toute la nuit, il n'a fait que chanter et rire ; des paroles inintelligibles sortaient de sa bouche, et il ricanait sans motif.

Le dimanche 11 février, sa famille a constaté une diminution très notable de son intelligence si affaiblie déjà à l'état ordinaire. Ses réponses étaient espacées, longues à venir, vagues.

Le lundi 12 février, il est allé travailler, et, en l'accompagnant à l'atelier, sa sœur l'a surpris en train de rire en dessous, sans rien dire.

Le soir, sa mère est allée le chercher, et il est sorti sans savoir qu'on l'attendait ; sa mère l'a même laissé passer devant sans le prévenir. Il s'arrêtait longuement à lire les affiches ; quand il a vu qu'on le suivait, il s'est caché derrière une maison où on l'a rejoint.

Le mardi 13 février, au moment de déjeuner, à midi moins le quart, tandis qu'il pleuvait à torrents dehors, il est parti subitement en pantoufles, sans casquette.

On croyait qu'il allait causer avec une voisine, mais il s'est échappé en courant.

Le matin du même jour, il avait dit : « J'irai travailler avec lui, avec l'agent ! »

Sa mère, constatant son absence, l'a déclaré à la police, mais il est revenu seul à six heures du soir. Il était dans un état lamentable, trempé des pieds à la tête ; pour ne pas se mouiller, il s'était couvert la tête de son paletot.

Il expliqua son absence en disant qu'il venait de travailler, ce qui était faux.

Couché, il ne s'est réveillé que le lendemain, mercredi, vers dix heures.

Dès son réveil, dans un état de surexcitation extrême, il s'est mis à lancer en l'air ses couvertures, en criant et en gesticulant.

Il mangea peu, se levant fréquemment de table pour aller à la porte, apportant des aliments à un être imaginaire, en lui disant : « Tu en veux, toi ». Il avait la fièvre.

Le lendemain, jeudi 15, on l'a conduit à l'hôpital, mais il s'est échappé.

Le samedi 17, on l'a admis salle 16.

Le dimanche 18, après une nuit peu calme, sans délire pourtant (38 degrés de fièvre), il a déclaré à sa sœur qu'il voulait s'en aller.

Le mardi 20, redevenu calme, il est transporté pour observation à l'Isolement, dans le service de M. le professeur Régis.

II. Examen direct. — (22 février 1906) : 1º *Inspection* : L... est de petite taille; il se promène très normalement dans la salle, s'intéressant un peu à tout ce que l'on fait. Ses nombreux stigmates de dégénérescence contribuent à lui donner un visage légèrement hébété, mais il l'est plus qu'à l'état normal. Ses yeux atones suivent le moindre geste; pas de gesticulation.

2º *Signes des infirmités psychiques : Signes de dégénérescence : Stigmates physiques :* Taille petite, au-dessous de la moyenne.

Pas d'anomalie d'épaisseur et de coloration de la peau; quelques nævi pigmentaires; exagération et jonction des sourcils; crâne légèrement platicéphale; front bas.

Pas d'asymétrie de la face qui est en prognathisme antérieur.

Etroitesse et obliquité de la fente palpébrale.

Oreille courte, un peu étroite; augmentation de l'angle auriculo-temporal. Racine de l'hélix très marquée, saillante, se prolongeant à travers la conque pour rejoindre l'anthélix. Partie descendante de l'hélix aplatie; pas de tubercule de Darwin. Anthélix très proéminent sur le plan du pavillon, très saillant en bas, et formant avec l'antitragus une large fossette.

Branche supérieure de la fourche crurale très élargie; paraît même divisée en deux, ce qui donne une fourche trifurquée; branche inférieure saillante d'où exagération de la fosse naviculaire. Tragus normal.

Antitragus, bord postérieur horizontal; scissure intertraginienne très développée.

Lobule normal, mais adhérent.

Surdité relative, constatée de tout temps chez lui.

Nez : Développement un peu excessif; pas d'aplatissement de la racine; quelques végétations adénoïdes.

Ouverture buccale normale; lèvre inférieure normale.

Voûte palatine très nettement ogivale; luette déviée à gauche.

Dents mal plantées; dent d'Hutchinson; léger prognathisme inférieur. Parole embarrassée, empâtée, un peu bredouillée.

Pas de goître; le thorax est étroit; un peu de lordose.

Pas de tuberculose pulmonaire, ni d'affection du cœur.

Organes génitaux normaux; prépuce assez court, et, par suite, aucun phimosis.

Stigmates psychiques. — Sphère intellectuelle très peu développée; inexistence partielle peut-on dire; pas de déséquilibration.

L'esprit de suite, l'attention existent très peu chez le malade, qui n'a jamais pu devenir même un apprenti médiocre.

Inadaptabilité professionnelle.

La mémoire fait presque défaut; quant à l'imagination, l'ingéniosité et même l'habileté manuelle indépendante de toute intelligence, on n'en trouve pas chez lui.

Affection peu développée pour sa famille; mais irritable, impulsif et avec cela très craintif.

Dans la journée, il s'ingénie souvent à faire des niches aux malades; il tire leurs couvertures, boit leur vin, tape sur leurs chaises.

Signes des maladies psychiques. — Troubles de l'idéation. On trouve chez le jeune L.... beaucoup d'inaction psychique; il reste facilement des heures entières assis sur sa chaise, sur son lit, sans penser à rien.

Il lit un journal illustré et regarde les mêmes images une demi-heure, une heure sans bouger et sans quitter pourtant des yeux le papier qu'il tient.

A côté de cette inaction psychique, on trouve une torpeur cérébrale assez légère, si l'on se souvient que le malade est un dégénéré, et qu'avant sa crise de délire hallucinatoire il était très long à comprendre et à accomplir une opération psychique même élémentaire. A cette faiblesse intellectuelle s'ajoute sa surdité ; malgré cela, il réfléchit plus longtemps pour répondre qu'à l'état ordinaire ; il n'a pas l'air de faire un grand effort.

Au point de vue de l'obtusion, il n'y a pas grand changement dans ses appréciations ou dans ses sensations ; en tous cas, pas de désorientation ; il sait très bien qu'il est à l'hôpital.

Il se souvient imparfaitement de son accès, et, il existe là un peu d'amnésie crépusculaire.

Quant à l'amnésie de fixation, elle est assez marquée, mais on ne peut au juste savoir si elle n'est qu'actuelle ou si elle est totalement due à son manque d'attention dégénératif.

Son activité onirique est tout à fait diminuée. Il n'a pas été repris, le soir ou aux approches de la nuit, de visions terrifiantes distinctes, mais ses premières nuits à l'hôpital furent agitées ; la présence de ses voisins le calmait. Pas d'automatisme. Il n'a plus sa panophobie des premiers jours, mais suit cependant avec inquiétude tous les gestes que l'on fait dans la salle.

Pas de négativisme. Pas de stéréotypies.

Au point de vue de la suggestibilité, comme il présente très nettement de la flexibilité cireuse, on observe des attitudes cataleptoïdes. Si on place sa main dans la position du serment, il la laisse ainsi des minutes entières, et même, si on lui demande pourquoi il reste ainsi, il continue à garder l'attitude qu'on lui a donnée.

On le fait de même croiser les mains, fermer les yeux, baisser la tête, mettre à genoux dans l'attitude de la prière avec beaucoup de facilité, mais, dans ces positions, sa figure reste immobile et ses traits ne prennent pas l'aspect de ceux d'une personne en prière ; en un mot, son visage n'exprime pas l'état d'âme de la posture qu'on a donnée à son corps.

Troubles des perceptions : Diminution d'un peu toutes les perceptions et surtout de l'audition, mais cette diminution de l'acuité auditive est congénitale.

Activité générale : Le jeune L... se promène, travaille avec ardeur. Tout l'intéresse et il ne se refuse pas à l'ouvrage.

Son visage n'exprime aucune mimique.

Son écriture ne donne aucun renseignement précis.

Il aurait peut-être des idées de fugue, et il s'en irait bien si on laissait la porte ouverte.

4° *Examen somatique* : Sensibilité générale conservée.

Réflectivités tendineuse et cutanée diminuées.

Pas d'inégalité pupillaire, mais réflexes lumineux et accommodatif lents.

Autres appareils normaux et fonctions régulières.

L'examen des urines ne donne pas de débâcle urinaire; il est vrai qu'il a été impossible de recueillir la quantité totale. Beaucoup de chlorures et traces légères d'albumine.

24 février 1906 : La torpeur cérébrale diminue un peu; pas de délire, peu de panophobie.

Au point de vue de l'activité générale, il est un fait très particulier à noter. C'est que le jeune L... semble se réveiller de l'état léger de prostration où il se trouvait pour reprendre son activité, mais son activité dégénérative; c'est ainsi qu'il taquine les malades, tire leurs couvertures, enfin se livre à des actes délictueux, tels que vol de vin, etc.

Les phénomènes catatoniques diminuent; ce n'est plus une flexibilité cireuse et il ne garde pas aussi longtemps la position qu'on lui donne; il l'abandonne au bout d'un moment.

6 mars : L... est devenu moins craintif; il n'a plus peur quand on l'examine et on peut lui parler de ce qui s'est passé avec l'agent de police sans qu'il manifeste le moindre effroi.

17 mars : Le caractère et les habitudes du malade sont devenues bizarres depuis quelques jours.

Toute la journée du 15, il s'est couché sous le lit, gambadait, marmottait.

Dans la nuit du vendredi 16 au 17, il n'a pas dormi, frappait aux cloisons, aux portes, a déféqué partout sur le plancher.

Le samedi 17, il était très fatigué et a dormi deux heures. On l'avait envoyé chercher de la tisane; en remontant jusqu'au deuxième étage où se trouve le service, il s'est arrêté sur le palier du premier, s'est couché à plat ventre, et, avec ses genoux et ses pieds, frappait le parquet.

18 mars : Dans la nuit du samedi au dimanche, il a dormi. Le dimanche, il n'a pas su mettre sa chemise et s'est couvert la tête avec un mouchoir.

19 mars : Se promène dans la salle, puis, tout-à-coup, se met à rire sans motif ou à crier des mots inintelligibles.

Il se cache dans un coin, dérobe des effets qu'il loge sous sa chemise; se tient debout avec un journal en main, le bras levé, durant un certain temps, sans présenter pour cela de catatonie.

L'ayant mis dans une chambre où se trouvaient deux paquets de linge, il les a défaits, dispersé dans la chambre, a uriné et déféqué partout.

Il chante, lève sa chemise et montre son derrière à tous les malades.

A la visite de son oncle hier, il n'a rien dit et n'a rien su répondre.

Il revient vers nous avec du papier dans la bouche, en forme de moustaches tombantes; il chantonne et marmotte seul.

2 avril : Le jeune L... est bien mieux. Ses troubles ont disparu et il est redevenu un simple dégénéré.

Rendu à sa famille le 10 avril 1906.

§ III. Schéma de cette conception.

I. *Evolution de la confusion mentale.*

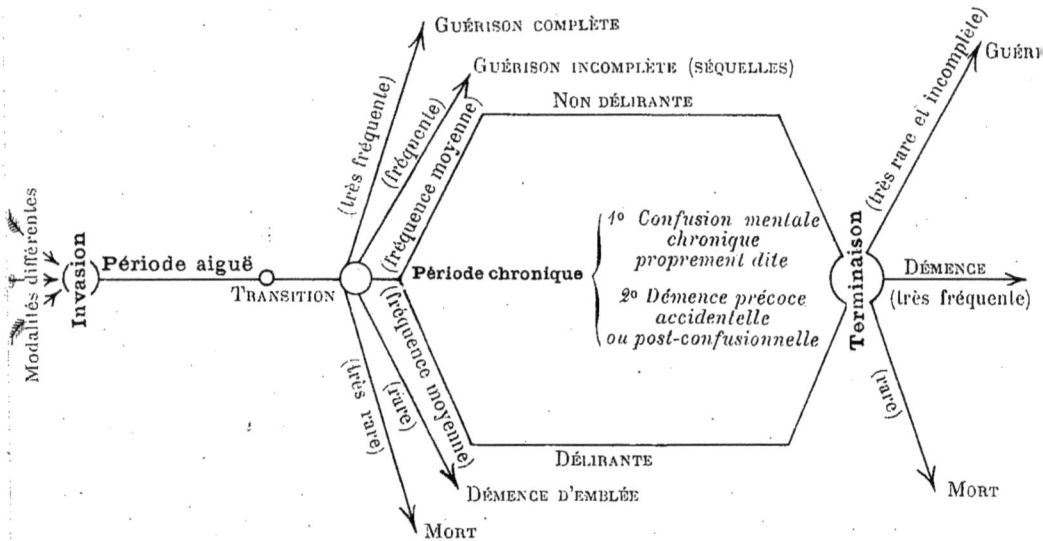

GUÉRISON COMPLÈTE

GUÉRISON INCOMPLÈTE (SÉQUELLES)

NON DÉLIRANTE

GUÉRI

(très fréquente)

(fréquente)

(fréquence moyenne)

(très rare et incomplète)

Modalités différentes

Invasion

Période aiguë

TRANSITION

Période chronique

{ 1° *Confusion mentale chronique proprement dite*

2° *Démence précoce accidentelle ou post-confusionnelle* }

Terminaison

DÉMENCE

(très fréquente)

(fréquence moyenne)

(très rare)

(rare)

(rare)

DÉLIRANTE

DÉMENCE D'EMBLÉE

MORT

MORT

Cette évolution est comparable à celle de la manie et de la mélancolie.

La démence précoce accidentelle (ou post-confusionnelle) est une des formes de la confusion mentale chronique.

II. *Evolution de la démence précoce constitutionnelle.*

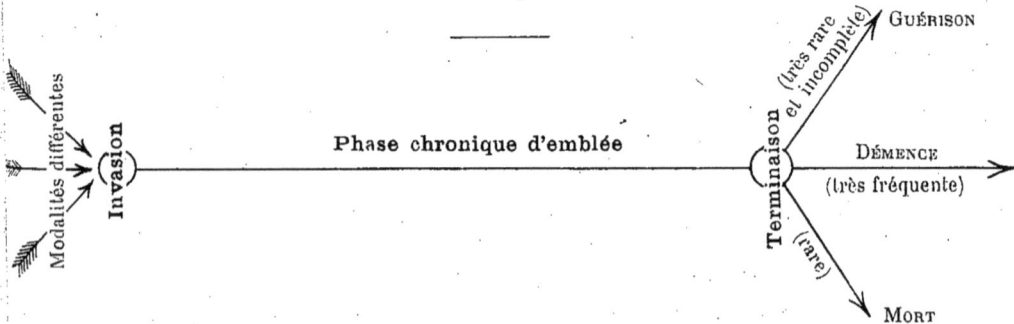

(très rare et incomplète)

GUÉRISON

Modalités différentes

Invasion

Phase chronique d'emblée

Terminaison

DÉMENCE

(très fréquente)

(rare)

MORT

La phase chronique d'emblée est le plus souvent délirante.

La démence précoce constitutionnelle a la même terminaison que la démence précoce post-confusionnelle.

CONCLUSIONS

1. La Confusion mentale, psychose des intoxications et infections, est la plus curable des psychoses.

Toutefois, quand elle ne guérit pas et qu'elle se prolonge, elle devient nécessairement chronique.

C'est là la **Confusion mentale chronique,** forme morbide implicitement admise, mais non encore décrite.

2. Les symptômes de la Confusion mentale chronique sont ceux de la Confusion mentale aiguë, mais atténués.

Ils sont tous greffés sur un fond d'apathie psychique et physique, sans démence proprement dite.

La Confusion mentale chronique, délirante ou non délirante, se présente sous la forme simplement confuse ou sous la forme de **Démence précoce accidentelle** (post-confusionnelle).

3. La Confusion mentale chronique se termine par la guérison, la mort ou la démence vraie.

4. Cette manière de voir, qui fait de la Démence précoce accidentelle une forme de Confusion mentale chronique, est corroborée par ce fait que la Démence précoce, telle qu'elle est décrite par les auteurs, a une symptomatologie physique et psychique, une étiologie, une pathogénie, une anatomie pathologique et une évolution semblables à celles de la Confusion mentale.

Nous croyons donc devoir nous rallier à la doctrine de la parenté de la Confusion mentale chronique et de la Démence précoce.

5. Toute la Démence précoce n'est cependant pas contenue dans la Confusion mentale chronique.

Il en existe une forme, la **Démence précoce constitutionnelle,** qui est une démence primaire, et a des caractères particuliers, surtout dégénératifs.

INDEX BIBLIOGRAPHIQUE

ANFIMOFF. — Accès aigu du début de la démence précoce (*Rev. neurologique,* 15 mai 1903, p. 481).

ANGLADE. — Article *Confusion mentale* (Traité de pathologie mentale publié sous la direction de G. Ballet. Paris, 1903).

ARCHAMBAULT. — Troubles de la sensibilité dans la démence précoce (Communication au Congrès des aliénistes et neurologistes de Bruxelles, 1903, 2e vol., p. 61).

ARNAUD. — Article *Démence précoce* (Traité de pathologie mentale publié sous la direction de G. Ballet. Paris, 1903).

BAILLARGER. — De l'état désigné chez les aliénés sous le nom de stupidité, 1843 (reproduit dans « Recherches sur les maladies mentales », 1890, I, p. 85).

BALL. — Leçons sur les maladies mentales. Paris, 1890.

— De la torpeur cérébrale (*Encéphale,* 1881, p. 369).

BALLET (G.). — Traité de pathologie mentale (Publié sous la direction de G. Ballet. Paris, 1903).

— La démence précoce (*Journal des praticiens,* 25 mars 1905, p. 180).

— Lésions des cellules cérébrales dans la confusion mentale (*Progrès médical,* 2 juillet 1898).

BERGSON. — Le rêve (*Bulletin de l'Institut psychologique international,* 1901).

BIANCHINI. — Sur l'âge d'apparition et sur l'influence de l'hérédité dans la pathogénie de la démence primitive ou précoce (Analysé in *Arch. de neurologie,* avril 1905, p. 305 ; *Rev. neurologique,* 15 avril 1904, p. 358).

BIANCHINI. — Sur l'unité clinique et sur l'identité pathogénique des démences primitives ou précoces (Analysé in *Rev. neurologique*, 30 janv. 1906, p. 73).

BINET. — Attention et adaptation (*Année psychologique*, VI, p. 248).

BLIN. — Etude des manifestations oculaires de la démence précoce et considérations sur la pathogénie de cette maladie (thèse Paris, 24 mai 1905).

BOISMONT (BRIERRE DE). — Maladies mentales (Bibliothèque du méde-cin praticien, IX, 1849).

BRUCE (Lewis C.). — Observations cliniques et expérimentales sur la catatonie (*Arch. de neurologie*, avril 1904, p. 335).

BUCCELLI (N.). — Formes stupides et formes confusionnelles de l'amentia (*Arch. de neurologie*, fév. 1898).

CAHEN. — Contribution à l'étude des stéréotypies (*Arch. de neurologie*, déc. 1901).

CAMIA. — Anatomie pathologique et pathogénie des psychoses aiguës avec confusion mentale (*Journal of mental Pathology*, vol. III, n. 4 et 5, 1902-03).

CHARCOT et BOUCHARD. — Traité de médecine, 2° éd., 1902, VI, chapitre *Confusion mentale*.

CHARPENTIER. — Les démences précoces (Communication au Congrès des médecins aliénistes et neurologistes de Rouen, 1890).

— La confusion mentale (*Revue générale de clinique et de thérapeutique*, 1892, n. 35).

CHASLIN. — La confusion mentale primitive (*Ann. médico-psychologiques*, septembre-octobre 1892).

— La confusion mentale primitive (Asselin et Houzeau, éditeurs. Paris, 1895).

CHRISTIAN. — La démence précoce des jeunes gens (*Ann. médico-psychologiques*, 1890, IX).

CLAUS. — Catatonie et stupeur (Rapport au Congrès des aliénistes et neurologistes de Bruxelles 1903, vol. II).

CLOUSTON. — Clinical lectures on mental diseases (Londres, 1887).

CONGRÈS des médecins aliénistes et neurologistes de Pau (1er au 7 août 1904).

CROCQ. — Fréquence et étiologie de la démence précoce (*Bulletin*

Société méd. mentale Belgique, n° 117, septembre 1904, p. 292).

DAGONET. — Nouveau traité élémentaire et pratique des maladies mentales. Paris, 1876.

DARCANNE (G.). — Contribution au diagnostic clinique de la démence précoce (Thèse Paris, 1903-04).

DELASIAUVE. — Du diagnostic différentiel de la lypémanie (*Annales médico-psychologiques*, III, 1851).

DENY. — Rapport sur les démences vésaniques (Congrès des médecins aliénistes et neurologistes. Pau, 1904).

— La démence précoce d'après les théories actuelles (*Médecine moderne*, 17 août 1904).

DENY et ROY. — La démence précoce. Paris, 1903.

DEROUBAIX. — Stupeur mélancolique et stupeur catatonique (*Journ. de neurologie*, 20 janvier 1905, p. 35).

DIDE. — La démence précoce est un syndrome mental toxi-infectieux, subaigu ou chronique (*Revue neurologique*, 15 avril 1905, p. 381).

— Etude cytologique, bactériologique et expérimentale du sang chez les aliénés (Rapport au congrès des aliénistes et neurologistes. Lille, août 1906).

DIDE et CHENAIS. — Recherches urologiques et hématologiques dans la démence précoce (*Ann. médico-psychologiques*, nov.-déc. 1902, p. 404).

DIEFENDORF. — Les symptômes de début de la démence précoce (*Med. rec.*, 19 sept. 1903, p. 453).

DOUTREBENTE et MARCHAND. — Considérations sur l'anatomie pathologique de la démence précoce à propos d'un cas (*Rev. neurolog.*, 15 avril 1905, p. 386).

DROMARD. — Etude clinique sur la stéréotypie des déments précoces (*Archives de neurologie*, mars 1905, p. 189).

DUNTON (W. RUSH). — Un cas de démence précoce catatonique avec autopsie (*American Journal of Insanity*, 1903).

L'ENCÉPHALE. — Journal de psychiatrie (Delarue, éditeur. Paris, 1906).

ESQUIROL. — Traité des maladies mentales, 2 vol. Paris, 1838.

— Article : *Démence*, du Dictionnaire des Sciences médicales (Paris, 1814, VIII, p. 280).

Etoc-Demazy. — De la stupidité considérée chez les aliénés (Recherches faites à Bicêtre et à la Salpêtrière, 1833).

Ferrus. — Cours sur les maladies mentales. *Gaz. des hôp.,* 1838, p. 600.

Finzi et Vedrani. — Contributio clinico alla dottrina della demenza precoce (*Rivista sperimentale di frenatria,* 1899).

Foville (A.), fils. — Article : *Démence,* du nouveau Dictionnaire de médecine et de chirurgie pratiques, IX, 1872.

Georget. — Traité de la folie. Paris, 1820.

Grasset. — L'hypnotisme et la suggestion (Paris, Doin, 1903).

Del Greco. — Il delirio sensoriale in rapporto alle diverse forme di paranoia (*Man. mod.,* 1892, anno VIII, n. 23).

Gombault. — De la confusion mentale. Thèse Paris, 1898.

Hannion. — De la confusion mentale. Thèse Paris, 1894.

Hecker. — Die Hebephrenie (*Archiv für path., anat. und Phys.,* 1871, B. 52, S. 394).

Janet (P.). — Article : *Attention,* du Dictionnaire de physiologie.

The Journal of Mental Science. — Folie des adolescents ou démence précoce (Avril 1905, p. 393).

— Amentia and Dementia : a clinical pathological study, by Joseph Shaw Bolton, M. D. (Juillet 1906, p. 486).

Juquelier. — Historique critique de la démence précoce (*Rev. de psychiâtrie,* mai 1906).

Kagi. — La démence précoce dans l'armée (Thèse Bordeaux, 1904-1905).

Kahlbaum. — Die Katatonie oder das Spannùngs Irresein (Berlin, 1874).

— Gruppirung der psychischen Krankheiten (Berlin, 1863).

— Ueber eine Klinische Form des moral Irreseins (*Neur. Centralbl.,* 1884).

Karl Kahlbaum. — Zur Kasuistik der Katatonie (*Monatschrift für Psych. und Neurolog.,* 1902, p. 22).

Klippel et Lefas. — Des altérations cytologiques du sang dans les maladies mentales (*Encéphale,* janv. 1906, p. 34).

Klippel et Lhermitte. — Des démences; anat. pathol. et pathogénie (*Rev. de psychiâtrie,* déc. 1905).

KLIPPEL et LHERMITTE. — Lésions anatomiques dans la démence pré-coce (*L'Encéphale*, mars-avril 1906, p. 113).

E. KRÆPELIN. — Pschiâtrie, 4e édit., 1893.

— Pschiâtrie, 5e édit., 1896.

— Pschiâtrie, 6e édit., 1899.

— Pschiâtrie, 7e édit., 1904. Leipzig.

KRAFFT-EBING. — Traité clinique de psychiâtrie (5e édit., traduction Laurent. Paris, 1897).

LAULY. — Dix cas de psychose post-puerpérale observés à Bordeaux (Th. Bordeaux, 1903-1904).

LUNDBORG. — Hypothèse sur la nature du syndrome catatonique (Anal. in *Rev. neurolog.*, 30 sept. 1905, p. 945).

MARANDON DE MONTYEL. — La confusion mentale primitive et secondaire (*Gaz. des hôpitaux*, nov. et déc. 1897).

— Considérations sur la démence précoce (*Journ. de neurologie*, janv. 1905).

— Les formes de la démence précoce (*Gaz. des hôpitaux*, 17 janv. 1905).

— Confusion mentale (Anal. in *Arch. de neurologie*, avril 1905, p. 309).

— La démence précoce dans ses rapports avec le délire systématisé progressif (*Journ. de neurologie*, 5 juin 1905).

MARCHAND. — Stéréotypie graphique chez un dément précoce (*Journ. de neurologie*, 1906).

A. MARIE. — La démence. Paris, 1906 (Bibliothèque de Psychologie expérimentale. O. Doin, éditeur).

MASOIN. — Remarques sur la catatonie (*Journ. de neurologie*, n. 4, 1902).

— Catatonie et stupeur (Discussion du rapport de Claus. Congrès des médecins aliénistes et neurologistes. Bruxelles, 1903).

MASSELON. — Psychologie des déments précoces (Th. Paris, 1902).

— La démence précoce. Paris, 1904.

MEIGNIÉ. — Contribution à l'étude des psychoses d'insolation (Th. Bordeaux, 1905-1906).

MEEUS. — De la démence précoce chez les jeunes gens (*Bull. de la Soc. de méd. mentale de Belgique*, 1902).

MEEUS. — De la démence précoce (*Journ. de neurologie*, 20 nov. 1902).

— Considérations générales sur la signification clinique de la démence précoce (*Ann. méd. psych.*, sept.-oct. 1904, p. 207).

MERKLIN. — Studien ueber die primare Verrucktheit (I. D. Dorpat, 1879).

MEYNERT. — Die acutus hallucitorischen Formen des Wahnsinns und ihre Verlauf. (*Jarhbuch für Psychiâtrie*, 1881, II, p. 181).

MOREL. — Traité des maladies mentales. Paris, 1860.

— Etudes cliniques sur les maladies mentales. 2 vol. (1851-53), II.

PARIS. — La paralysie générale progressive. Sa parenté avec la confusion mentale primitive. (Nancy, 1905).

Mlle C. PASCAL. — Les ictus au début de la démence précoce. (*Encéphale*, septembre-octobre 1906).

PINEL. — Traité médico-philosophique sur l'aliénation mentale. Paris, 1808-09.

SCIPION PINEL. — Traité de pathologie cérébrale, 1844, p. 228.

RÉGIS. — Psychose consécutive à la fièvre typhoïde. (*L'Encéphale*, 1881, p. 457).

— Manuel pratique de médecine mentale. 2e édit. Paris, 1892.

RÉGIS et CHEVALIER-LAVAURE. — Des auto-intoxications dans les maladies mentales (Rapport au Congrès des aliénistes et neurologistes. La Rochelle, 1893).

RÉGIS. — Les psychoses par auto-intoxication. (*Archives de neurologie*, 1899, n. 40 et suiv.).

— Délire systématisé secondaire à la confusion mentale (Communication au congrès des aliénistes et neurologistes. Marseille, 1899).

— Psychoses de la puberté. (Discussion au Congrès des aliénistes et neurologistes. Paris, 1900).

— Les démences vésaniques. (Discussion du rapport de Deny au Congrès des aliénistes et neurologistes. Pau, 1904).

— Note à propos de la démence précoce. (*Revue de psychiâtrie*, avril 1904).

— Précis de psychiâtrie. 3e édit. Doin éditeur. Paris, 1906.

RÉGIS, SABRAZÈS et LAURÈS. — Etude sur l'hématologie de 9 cas de pathologie mentale. (Discussion du Rapport sur l'hématologie au Congrès des médecins aliénistes et neurologistes de Lille, 1906. *Informateur des aliénistes et neurologistes*, août 1906).

Ribot. — Psychologie de l'attention. Paris, 1894.

Ricci. — Les stéréotypies dans les démences et spécialement dans les démences consécutives (*Riv. sp. di fren.*, 1890).

Rogues de Fursac. — Manuel de psychiâtrie, 1re édit. Paris, 1903.

— Manuel de psychiâtrie, 2e édit. Paris, 1905.

Roubinovitch et Phulpin. — Etiologie de la démence précoce (*Revue neurologique*, janvier 1905).

Sandri (O.). — *Rivista di path. nervosa mentale* (octobre 1905).

Séglas. — Leçons cliniques sur les maladies mentales et nerveuses (Salpêtrière, 1887-1894); recueillies par le Dr Meige. Paris, 1895.

— La confusion mentale (*Presse médicale*, 1897, n. 22) (*Archives de neurologie*, février 1898).

— La démence paranoïde (*Annales médico-psychologiques*, 1900, XII, p. 232).

— Démence précoce et catatonie (*Nouvelle iconographie de la Salpêtrière*, juillet-août 1902).

Séglas et Chaslin. — La catatonie (*Archives de neurologie*, 1888, n. 44, 45 et 46).

Serbski. — Ueber die acuten Formen von Amentia und Paranoia (*Allg. Z. f. Psych.*, 1892, XLVIII, p. 328).

Serbsky (W.). — Contribution à l'étude de la démence précoce (*Annales médico-psychologiques*, nov. 1903, janv. et mars 1904).

Sérieux. — La nouvelle classification des maladies mentales du professeur Kræpelin (In *Revue de psychiâtrie*, avril 1900).

— La démence précoce (*Gazette hebdomadaire de médecine et de chirurgie*, 10 mars 1901).

— La démence précoce (*Revue de psychiâtrie*, juin 1902).

Sérieux et Masselon. — Les troubles physiques chez les déments précoces (*Annales médico-psychologiques*, nov. 1902).

Simon. — Nature et évolution de la catatonie (Communication au Congrès international de médecine de Lisbonne, 1906).

Sollier. — Genèse et nature de l'hystérie. Paris, 1897.

Sommer. — Lehrbuch der psychopathologischen Untersuchungs Methoden.

Tahier. — Stupeur mélancolique et stupeur catatonique (Thèse de Bordeaux, 1903-04).

Tanzi (E.). — Trattato delle malattie mentali. Milano, 1905.

Toulouse et Damaye. — La démence vésanique est-elle une démence ? (*Rev. de psychiâtrie*, janvier et février 1905).

Trepsat. — Etude des troubles physiques dans la démence précoce hébéphréno-catatonique (Thèse, Paris, juillet 1905).

Trommer. — Das Jugend irresein (Dementia prœcox) (Halle a S. Marhold, 1900).

Tschisch. — Formes et pathogénie de la démence précoce (Congrès international de médecine de Lisbonne, 1906).

Ragnar Vogt. — Sur la psychologie des symptômes catatoniques (Anal. in *Revue neurologique,* 15 décembre 1902 et 15 janvier 1903).

Weber. — On delirium of acute Insanity during the decline of acute diseases especially the delirium of collape (*Medico-chirurgical Transactions*. London, 1865, vol. XLVIII, p. 135).

Westphall. — Ueber die Verrucktheit (*Allg. z. für Psychialrie,* 1878, XXXIV, p. 252).

Weygandt. — Atlas-manuel de psychiâtrie (édition française par J. Roubinovitch. Paris, 1904).

Wille. — Die Lehre der Verwirrtheit (*Arch. f. Psych.*, 1888, XIX, p. 328).

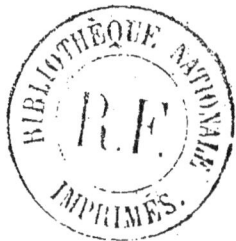

TABLE DES MATIÈRES

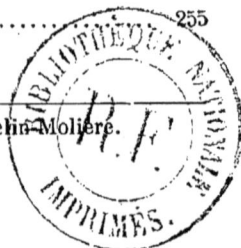

29,505. — Bordeaux, Y. CADORET, impr., 17, rue Poquelin-Molière.